自閉症

「からだ」と「せかい」をつなぐ
新しい理解と療育

藤居 学（そらパパ）・神谷栄治

新曜社

はじめに

本書は、自閉症に対して新しい認知心理学の視点から理論的なアプローチを試みるものです。自閉症という障害は、何らかの脳の障害に起因する発達障害である、という認識こそ共有されているものの、その脳の障害とはいったいどんなものなのか、その障害によって脳のどのような機能が阻害されているのかといった部分については非常に謎の多い障害とされ、現在に至るまで有効な説は提示されていません。

それどころか、「自閉症とはどんな障害なのか？」という最も基本的な問いにさえ明確な答えがあるとは言えず、存在するのは診断基準としての症状の羅列のみにとどまっています。

幸い、ＴＥＡＣＣＨやＡＢＡ、ＰＥＣＳといった自閉症児者に対する有効な療育法がいくつも開発され、成果をあげています。しかし、それらは療育の実践のなかから、あるいは一般的な動物実験などから導き出されたものであって、自閉症という障害がどのように生じているのかを説明するといった理論的な志向性は、必ずしももっていません。

一方、このような実践中心の自閉症研究の発達とは別の新しい流れとして、「心の理論モデル」に代表されるような、認知心理学からの理論的自閉症論があります。このアプローチは自閉症を理論的モデルとして理解しようという意欲的な取り組みですが、自閉症の症状の一部は説明できても、その障害の本質にたどりつくには至っておらず、療育への応用には遠いというのが現状でしょう。

本書も、この新しい流れである「認知心理学からの自閉症へのアプローチ」の一つになります。ただし、従来の認知心理学的自閉症論が必ずしも成功していないという反省のうえに、これまでとは大きく異なる出発点に立つことを選択しました。

私たちが採用する新しい出発点とは、ギブソン理論（アフォーダンス理論）とコネクショニスト・モデル、そしてその背景にある「複雑系の科学」の視点です。

この新しい出発点に立つことによって、私たちは、理論から応用・臨床に至る一本の明確な道すじを示すことを試みました。本書では、自閉症を脳のネットワークレベルの障害という本質から理解するための理論を紹介し、そこから生じるさまざまな認知能力の障害とはどんなものであるのか、そして具体的に現われる自閉症の各種症状がなぜ生じるのかを説明し、さらには自閉症児者への療育の具体的な指針を呈示しています。

このような分野横断的な「大統一理論」を作るというチャレンジは、対象がどんなものであれ、プロの研究者にとってはドン・キホーテ的な、青臭くて無謀な試みと映るかもしれません。でも、著者のひとりである藤居は、心理学・認知科学を学び、追いかけ続けている一アマチュアであり、同時に重度の自閉症児の父親でもあります。自閉症という複雑な謎に対して、アマチュアならではの大胆さとロマンティシズムで「大なた」を振るってみたかったのと同時に、現に目の前で障害と闘っている我が子、そしてその療育に励んでいる私たち家族自身にとって、子どもの障害をより深く理解し、さらには最も効果的な療育法を模索するための具体的な武器を持ちたい、という気持ちが強くありました。

そんなことを考えながら、批判を覚悟して？ブログに掲載した私の仮説に対して、幸いにもたいへん多くの方からの反響をいただきました。そのなかのひとりである中京大学の神谷准教授のサポートもいただき、本書の出版にこぎつけることができたことをとても嬉しく思っています。

本書の一番の目的は、新しい認知心理学の視点から構築された自閉症の理論モデルを解説することですが、自閉症児の親御さん、さらには自閉症児の療育にたずさわる専門家・医療関係者の方にも有益に読んでいただけるように、このモデルから導かれる具体的な療育法の概要についてもページを割きました。

本書が、今後の自閉症研究に何らかのインスピレーションを与えるものになっているのと同時に、実際に自閉症児者と関わる方々にとっても有益な情報を提供するものになっていることを願っています。

また、本書によって示された自閉症の理論モデルと療育への本格的な応用については、今後のさらなる研究・シミュレーション・療育の実践によって深められていくべきものだと考えています。理論の至らぬ部分について、各位のご批判・ご指導や、実践面からのフィードバックが受けられるならば、著者のひとりとして、これに優る喜びはありません。

なお、本書は、第1章から第3章までで自閉症および認知科学の歴史的背景、第4章で新しい自閉症の理論モデル、第5章で関連する具体的な療育技法を扱っています。「新しい自閉症理論」についてすぐに知りたいという方は、第4章から先にお読みください。ただし、そのなかで参照されているいくつかの重要な認知理論および既存の自閉症理論との関係については、第3章までで解説されています。また、本書の一部は、私のブログ「お父さんの［そらまめ式］自閉症療育 http://soramame-shiki.seesaa.net/」がベースになっていますが、内容が大幅に拡張・拡充されているだけでなく、使用している用語についても整理・統一のために変更されています。ご了承ください。

本書がこのように世に出るチャンスを与えてくださった新曜社編集部の皆様、そしてブログの読者の皆さんに心から感謝いたします。そして、私たち家族の毎日の生活を支え、娘の療育に日々尽力してくれている妻と、私たちには想像もできない困難のなかで一生懸命成長することで私たちにインスピレーションを与え続けてくれている娘に、本書を捧げます。

藤居　学（そらパパ）

目次

装幀＝虎尾　隆

第1章　自閉症はどう理解されてきたか

1　自閉症とは

「自閉症」ということばは、多くの人がどこかで耳にしたことがあると思います。では自閉症と聞いて、どんな連想が浮かんでくるでしょうか。たとえば、子どもが心を閉ざして自分の殻に引きこもった状態であるとか、あるいは感受性の鋭い子が乳幼児期に不適切な養育をされたために周囲に不信を抱き、前向きに生きる意欲を失ってしまった状態だと考えられた人もなかにはいるかもしれません。こうしたイメージは、現在はっきりと「誤りである」と言えます。このようなイメージは、自閉症を、強いて言うならば「引きこもり」や「うつ状態」とでも言うべき状態と取り違えているのです。しかし、このような思いこみはいまだに意外と根強いようで、一般の大学生たちに講義の際たずねてみると、決まってこのように誤解している人が若干はいるものです。

このような誤解に基づく思いこみがいまだある一方、自閉症がテレビドラマや映画あるいはコミックなどで取り上げられることが最近多くなってきて、自閉症の実際の姿が一般の人びとにもかなり理解されるようになってきたようです。そのきっかけとなったのは、1988年に公開された『レインマン』という映画です。この映画では、ダスティン・ホフマンが自閉症の男性レイモンドを好演していました。興行的にかなりヒットしましたしテレビで放映されたこともあるので、見られた方も多いことでしょう。この映画のなかのレイモンドの行動や態度を見れば、自閉症が情緒的な反応や態度の問題などではなく、何かしらの重い障害であろうことが直感的に理解できることと思います。

映画のレイモンドには自閉症特有の独特な態度や行動が、やや誇張されてはいるものの、よく描写されていました。まず、ほとんどまったくと言ってよいほど周囲の人と視線を合わせず、気持ちを相互に通わせあったり共有したりするといったことが見受けられませんでした。これは「社会的相互交流の障害」あるいは単に「社会性の障害」と言われるものです。また、会話によって自分の意思や考えを伝えたりすることがほとんどなく、発話としては、単語だけを述べたり決まったことばを繰り返したりするなど、コミュニケーションの能力も限られていました。これは「ことば・コミュニケーションの障害」です。そしてさらに、数字など非常に限定的なことがらについて強いこだわりをもってもいました。これは「興味の限定や特定の事象へのこだわり」という特色です。以上のような「社会性の障害」「ことば・コミュニケーションの障害」「興味の限定や特定の事象へのこだわり」といった特徴は、自閉症の三つ組の障害と呼ばれ、自閉症特有の症状とされています。専門的になりますが、国際的に用いられている詳しい診断基準を表1に示しておきます。

表1　小児自閉症の診断基準（ICD-10；国際疾病分類第10版）

A.　３歳以前に、次にあげる領域のうち少なくとも１つに発達の異常または発達の障害が存在すること。
　(1)　社会的なコミュニケーションに用いる受容性言語または表出性言語
　(2)　選択的な社会的愛着の発達、または相互的な社会関係行動の発達
　(3)　機能あそびまたは象徴あそび

B.　(1), (2), (3)から併せて、少なくとも６つの症状が存在し、なおかつ(1)から少なくとも２つ、(2)と(3)からそれぞれ少なくとも１つが存在すること。
　(1)　相互的な社会関係における質的な異常として、次にあげる領域のうち少なくとも２つが存在すること。
　　(a)　視線・表情・姿勢・身振りなどを適切に使用して、相手とのやりとりを調整することができない。
　　(b)　（機会は豊富にあるにもかかわらず、精神年齢に見合ったやり方で）興味・活動・情緒を相互に分かち合うような友人関係を、十分に発展させることができない。
　　(c)　相手の感情に対する反応が乏しかったり異常だったりすることで示される社会─情緒的相互関係の欠如、あるいは社会的文脈にそって行動を調整することの欠如、あるいは社会的、情緒的、意思伝達的な行動を統合する力の弱さ。
　　(d)　喜び、興味、達成感を相手と自発的に分かち合おうとしない（たとえば自分が関心をもっている物を相手に見せたり、もってきたり、あるいは指し示すことがないこと）。
　(2)　コミュニケーションにおける質的異常として、次にあげる領域のうち少なくとも１つが存在すること。
　　(a)　話しことばの発達が遅れているか、あるいは話しことばが全くない、なおかつそれに代わるコミュニケーション様式として身振りや手振りを用いようとしない（これに先立ち、意思伝達をする喃語がなかったということが多い）。
　　(b)　（言語能力がどのような水準にあろうとも）相手からのコミュニケーションに対して互いに反応し合うものである会話のやりとりを、自分から始めたり維持することが、その言語能力に見合わないほど下手である。
　　(c)　常同的・反復的に言語を使ったり、あるいは単語や語句の特有な言い回しをする。
　　(d)　ごっこあそびや（低年齢であれば）相手との模倣あそびを、いろいろなやり方で、自発的に行うことがない。
　(3)　行動や興味および活動の制限された反復的・常同的パターンとして、次にあげる領域のうち少なくとも１つが存在すること。
　　(a)　１つまたはそれ以上の、常同的で制限された興味のパターンへの没頭が見られ、なおかつその内容や焦点の当て方が異常であること。または１つあるいはそれ以上の興味への没頭が見られ、内容や焦点の当

て方ではなく、その強さや限定された性質の点で異常である。
(b) 特定の機能的でない手順や儀式的行為に対して、強迫的とも見える執着のしかたを示す。
(c) 手や指をひらひらさせたりくねらせたり、全身を複雑に動かしたりするなどの、常同的で反復的な運動上の奇妙な癖がある。
(d) 遊具の一部分や機能と関わりのない要素（たとえば、その匂い・表面の感触・それから生じる音や振動）に没頭する。

C．その臨床像は、小児自閉症以外の広汎性発達障害によるものではない。
（一部省略）

自閉症は、情緒的な問題などではなく、表1にあるような症状をごく幼少の頃から抱えもった発達障害であり、それはおそらく脳の機能不全によるものだというのが、今日の医学的見解です。つまり、後で触れますが、いまだときどき主張される誤解である、親の育て方や環境要因によって引き起こされる情緒的問題ではないことは、現在はっきりしています。

しかし、養育や環境のせいでないなら、なぜこのような状態が引き起こされるのでしょうか。そしてこの障害の根底には、どのような生物学的あるいは機能的な病理があるのでしょうか。現在のところ、残念ながらそのメカニズムについて、科学的にはまだほとんど解明されていません。自閉症以外の多くの精神的な障害でもそのメカニズムがいまだ解明されていないものが少なくありませんが、なかでも自閉症はその分からなさが際だっています。ちなみに比較して考えるために、一例として「うつ病性障害」という精神的な障害を取り上げてみることにしますと、「うつ」もかつては、原因や病理のメカニズムがまったく分かっていませんでした。しかし近年科学的研究が進み、「うつ」という状態は、体験や体質や認知過程などの複合的な相互作用によって脳の中のある神経伝達物質の量が不均衡になることが関係しているようであると解明されつつあります。当然、病理のメカニズムが分かれば、これに対応した治療法が行ないやすくなります。

ところが自閉症の場合、うつとは事情がまったく違い、その本質的な発症や病理のメカニズムがいまだ特定されていません。たとえば発症の誘因として胎児期や新生児期の何らかの感染症などの既往が指摘されたり、また病理として何らかの脳の特定の部位の形態的所見や生化学的所見が報告されたりしています。ですが、こうした既往や所見は必ずしもすべての自閉症に共通して一様に見られるわけではありませんし、そうした所見をもたない自閉症児もいれば、そうした特色をもっていても自閉症でない子もいることが分かってきています。このように、研究が進めば進むほどさまざまな生物学的所見が指摘されるようになり、むしろ、なぜこれほど一貫していない多様な生物学的な所見が、自閉症という特定の障害に結びつくのかという謎は深まっていくばかりです。

またさらに、最近では、自閉症という臨床的概念自体が疑問視され検討されてもいます。後で触れますが、それは、先ほど述べたような三つ組の障害のうち、「ことば・コミュニケーションの障害」に関してほとんど問題がない場合でも、自閉症に関連する病態として容認するようになったのです（これをアスペルガー症候群と呼んでいます）。そうすると、自閉症という臨床概念の臨床群の境界線がどこに引けるのかさえもが、あいまいになってきていると言えます。発達障害としての自閉症の実在を疑う専門家はいませんし、むしろ近年ますます注目されてきてはいるのですが、この障害を正面切って科学的に探究すればするほど、その概念もメカニズムも、そして当然その病因も混沌としている、それが現状です。

実は自閉症という障害が独立した臨床的概念として取り上げられたのは、そう昔のことでなく、1940年代にアメリカの精神科医が報告したことに始まります。それ以来、現在に至るまでの間に、自閉症の病理のメカニズムや病因そして治療について、さまざまな仮説が登場しています。次にこうした自閉症という謎をめぐる歴史的経緯をたどってみることにしましょう。

2　自閉症論の歴史

自閉症が臨床的概念として初めて報告されたのは１９４３年のことです。ですから、自閉症研究の歴史は、まだ数十年という短いものに過ぎません。

でも、その短い間に、自閉症に対する考え方は大きく変貌してきました。自閉症の発見当初と現在とでは、自閉症の発症するメカニズムについての基本的了解は、ほとんど正反対になってしまったと言えるくらいです。

そして、そのような病因論の劇的な変化にともなって、治療的アプローチ（療育法）もさまざまなものが登場しました。

自閉症という静的な「状態」を理解しようとする病因論と比較すると、治療的アプローチは動的な働きかけであり、結果が見えるまでに時間がかかります。またどのようなアプローチでも伸びる子伸びない子がいますし、その変化は比較的ゆるやかです。そのようなわけで自閉症の発見当初から提唱されているアプローチが現在でも使われていますし、より新しいアプローチも開発されています。残念ではありますが科学的根拠の薄いオカルト的な療育法なども、いまだにおこなわれています。このように、現状はさまざまな療育法が雑然と混在している状態にあると言っていいと思います。

ここでは、このような自閉症の歴史を分かりやすく解説するために、病因論と療育論に分けて概観したうえで、本書がとろうとするアプローチである「認知心理学的アプローチ」について、少し詳しく掘り下げていきたいと思います。

（1）理論的側面——病因論の変遷

①レオ・カナーによる「早期幼児自閉症」の発見

アメリカのジョンズ・ホプキンス大学の児童精神科医であったレオ・カナーは、特徴的な行動を示す一群の子どもを「早期幼児自閉症」として1943年に報告しました。彼の指摘した早期幼児自閉症の特徴とは、以下のようなものです。

（1）中枢神経系に器質的な障害を認めない
（2）きわめて早期に発症する
（3）自閉的行動、相手のことばを反復するエコラリアなどの言語障害、強迫的な同一性保持への強い欲求があるが、潜在的能力があり、聡明な顔立ちをしている
（4）統合失調症のような幻覚妄想体験はない
（5）家族に特有な心理構造（知的で冷徹）がある

この時点では、カナーは自閉症を最も早く発症する統合失調症（旧称、精神分裂病）であると考え

ていました。そして、統合失調症の発症原因を生得的な傾向と環境的な要因の両方に求め、かつ自閉症は環境要素が最小限である幼児期に発症することから、生得的傾向の影響が特に強い精神病が自閉症である、と考えていたようです。

ただ、彼の報告のなかに、脳に器質的障害が見られないことと（当時は生きた脳を観察する手段がほとんどなく、微細な器質的障害を発見できませんでした）、家族が知的で冷徹な傾向があるという指摘があったために、自閉症論が「本来正常な子どもが親の誤った対応によって自閉症を発症する」という「環境要因説」に流れる道筋が生まれました。

家族の性格については、カナーを知っていてクリニックを訪れることができた親というのがそもそも知的水準の高いインテリ層だったという「母集団の偏り」から、誤って導かれた結論だといわれています。

② ブルーノ・ベッテルハイムらによる「環境要因説」

カナーの報告のなかに、自閉症児の親は冷徹な性格の者が多い、という記述があったこと、また当時アメリカで精神分析が隆盛を極めていたこともあって、当初、自閉症は精神分析的観点から、親の愛情不足（精神的虐待、「冷蔵庫マザー」）によって社会性やコミュニケーションが抑圧されているという、後天的な情緒障害として理解されました。

この説を強く唱えた研究者として、ベッテルハイム（主著『自閉症・うつろな砦』みすず書房、1975年）があげられます。

③ マイケル・ラターらによる「脳障害説」

このように、自閉症は永らく、本来は正常な精神が環境の要因によって後天的にゆがめられた情緒障害である、という「心因論」が広く信じられていました。そして、その「環境の要因」とはすなわち、幼児がその時間のほとんどすべてを共に過ごす両親（特に母親）の育児姿勢にある、とされていたのです。

これに対し、1960年代も後半に入ると、たとえば自閉症者にはてんかんの発症が多いといった、自閉症と脳疾患との間の関連性を示唆する証拠がいくつも見つかってきました。それらの状況証拠に基づき、イギリスのモズレー病院のラターらは、自閉症の原因は脳の生得的・器質的な損傷にあり、それによって認知面での発達の遅れや異常が生ずる発達障害であるという「脳障害説」を提唱しました。

これは、自閉症に対する見方を従来とはほとんど正反対のものに変えてしまったという意味で、「自閉症論のコペルニクス的転回」と呼ばれます。現在においても、ほとんどの自閉症研究は、この脳障害説を基本的な立場としてとっています。

④ ローナ・ウィングによる「アスペルガー症候群」の再発見

カナーとほぼ同時期に、やはり偶然にも「自閉症」という同じ名前で、特徴ある子どもたちの障害について論文を発表していたのが、オーストリアの小児科医であったハンス・アスペルガーです。

このアスペルガーの論文を再発見し、広く世に紹介したのが、イギリスのローナ・ウィングでした。

アスペルガーが取り上げた子どもたちは、カナーの報告よりも知的水準やことばの遅れが軽く、従来の指標では自閉症とは診断されないにもかかわらず、社会性やコミュニケーションに障害をもち、自閉症と強い関連がある子どもたちでした。

ウィングはこれらの子どもたちを「アスペルガー症候群」と呼び、知的な遅れは軽度であるものの自閉症と同系列の障害であると理解しました。そして、自閉症とは、正常（個性の範囲）からアスペルガー症候群、さらにはより重い（カナー型の）自閉症にまで連続して分布する「自閉症スペクトラム」を形成しているのだ、と主張しました。ここで、「スペクトラム」とは、「連続体」という意味です。

ウィングの主張は広く臨床家に受け入れられ、現在ではアスペルガー症候群は自閉症の一種であると理解されています。また、アスペルガー症候群の診断基準が明確化されたことによって、この障害をもつ子どもが予想以上にたくさんいる（狭い意味で「自閉症」と診断される人の数倍）ことも分かってきています。

⑤ その他の俗説

こういったアカデミックな世界での自閉症論の歴史とは別に、テレビの見すぎ、ビデオゲームのやりすぎなどによる情緒障害であるとする説、母親の愛情・声かけの不足などによるとする説、「甘やかし」によるしつけの不足であるといった説などが、繰り返し登場しては消えていきます。これらの多くは、自閉症が脳の障害による発達障害であるという理解を欠いた誤った俗説です。自閉症と社会的引きこもりを混同する誤った言説も継続的に見られます。（ただし、自閉症児者が社会に出て行く過程のなかで、障害による社会不適応を引き金として、うつや強迫性障害などを二次障害として発症するケースはあると考えられます。）

これらとは別に、自閉症の原因を脳の障害であるとしつつ、その障害を引き起こした原因まで突き止めたと主張する説（たとえば、予防接種などに含まれる水銀であるとか、頭蓋骨の奇形による頭内圧の上昇など）が、その「治療法」とセットで主張されているケースもありますが、現時点では科学的に妥当性が立証されているとは言いがたいでしょう。

（2） 自閉症への治療的アプローチの変遷

① 絶対受容とプレイセラピー

自閉症の原因が「冷蔵庫マザー」、すなわち親の愛情不足、精神的虐待による情緒障害ととらえられていた時代は、その逆をやればいいということで、親から隔離したり、明示的な指示をまったく行なわず、子どもの行動のすべてを受け入れる「絶対受容」や、非構造的な遊びのなかから精神分析的に子どもの心的抑圧の実態を探り、それを解消しようとする「プレイセラピー」などが試みられました。前述したベッテルハイムがその代表です。

しかしその成果はあがったとは言えず、病因論が心因説から脳障害説に移行するのに従い、これらの方法論は下火になっていきました。

② TEACCH

ノースカロライナ大学の故エリック・ショプラー教授は、自閉症とは脳の障害からくる認知発達障害であるという立場に立ち、実践的な療育プログラム、TEACCHを創始しました。

そのポイントとしては、「親を共同治療者として尊重する」「自閉症を『治す』のではなく、大人になったときの最大限の自律性を目指す」「幼児期から成人後までの継続的な支援」「自閉症児者の個別性を重視する」「できないことを無理にさせるよりも、できることを積極的に伸ばす」などがあげられます。

TEACCHは一つの技法ではなく、自閉症児者へのサポートをどのような視点からどのように提供すればいいかを指し示す、「療育の枠組み」だと言えますが、それと同時に、TEACCHの技法の一つとしての「構造化」が広く知られており、TEACCH以外の療育にまで応用されています。構造化とは、環境に働きかけ、環境の意味を自閉症児者にとって分かりやすいように再構成することです。構造化については、後の章で改めて触れることになるでしょう。

③ 行動療法、応用行動分析

実験心理学の世界でかつて一世を風靡した「行動主義心理学」を、自閉症児者の療育などの治療的アプローチに応用したものが行動療法です。そのなかでも、スキナーの提唱した「徹底的行動主義心理学」の流れをくむものが「応用行動分析（ABA）」と呼ばれ、現在の行動療法といえば基本的にはABAを指します。

行動療法においては、動物実験などによって確立された「オペラント条件付け」の行動理論に基づいて、自閉症児者の環境、行動とその結果に、強化、消去、シェイピング、先行条件制御といった手法を使って「介入」し、望ましい行動を発現させたり、望ましくない行動をやめさせたりする「行動変容」によって療育を行ないます。

行動療法の最大の特長は、ことばのない自閉症児者に対してでも具体的かつ効果的な働きかけができることにあります。特に初期の療育では、行動療法を有効に使うことが療育効率を大きく引き上げることが多く、やはり他の療育法にまで広く応用されています。

行動療法は罰を使うスパルタ教育であるという批判がありますが、これは誤解です。行動療法では、問題行動を「強化しない」ことによってやめさせようとし、罰の使用は最後まで避けるべき手段として厳しく統制されています。

④ PECS

PECSは、応用行動分析の行動理論と、TEACCHの視覚的支援による構造化をうまく組み合わせ、絵カードを手渡すことによってコミュニケーションを行なうという自閉症児者のために開発されたAAC（拡大的・代替的コミュニケーション）技法で、コミュニケーション療育の体系として整理されているものです。

従来のABAにおけるコミュニケーション療育は、多くの場合、非常に長い手順が必要な音声模倣のトレーニングによって行なわれていましたが、効率が悪く、子どもがコミュニケーションを実際に行なえるようになるまでに長い時間がかかりました。

それと比較すると、ＰＥＣＳはトレーニング初日から実際のコミュニケーションを行なえること、自閉症児者が得意とする視覚的刺激を使うこと、椅子に座って指示に従うといったフォーマルトレーニングに順応する必要がないことなどからきわめて療育効率が高く、日本でも急速に普及しつつあります。

⑤ 高度な社会性の獲得を目指す療育法

ウィングによる「自閉症スペクトラム」の発見により、知的能力の比較的高い自閉症児者のために、高度な社会性を獲得するためのさまざまな療育法が必要になってきました。

そこで開発された代表的な療育法として、社会性を実現するための行動を行動理論に基づいてスモールステップでトレーニングするＡＢＡ的手法、さまざまな社会的場面の意味と適切な対応方法を視覚的に示し、パターンとして学習させようとする「ソーシャル・ストーリー」、工夫された対人ゲームなどの「アクティビティ」を長時間行なうことにより、複雑で流動的な社会性をその複雑さのままで理解し、適応することを目指す「ＲＤＩ」などがあげられます。

3　自閉症への認知心理学的アプローチ

これまでの自閉症への理解、治療的試みは、主に児童精神医学や臨床心理学の領域で発展してきたものです。それに対して、これらとはやや趣を異にした自閉症研究の流れが、近年存在感を増してきています。それが、自閉症への「認知心理学的アプローチ」です。本書も、自閉症に対して、認知心理学の視点から理論的解明を行なおうとするものですから、この新しい流れについて少し詳しく解説しておきたいと思います。

認知心理学とは、実験心理学（応用心理学・臨床心理学などと対応する用語で、主にヒトの感覚・知覚・思考・感情といった心理的側面を実験によって理論的に研究することを主眼とした心理学の一領域を指します。）における立場・研究法の一つで、ヒトの心の働きは脳の働きに他ならないという前提から、脳は外界からの情報を受け入れ、内部で「情報処理」を行ない、運動・行動につなげるという、ある種のコンピュータのような機能をもった存在、すなわち情報処理装置であると考えます。そして、脳が情報処理装置であるとするなら、それはどのような構造をもち、どのような処理を実際に行なっているのかを考え、それを実験によって確かめていくという研究を行なっています。

認知心理学においては、心理学の研究対象は脳の情報処理、つまり広い意味での「認知」に他ならない、と考えるわけです。

(1)「心の理論」説

認知心理学の世界で自閉症に関する関心が高まったのは、先ほどご紹介したラターの脳障害説がきっかけです。ラター説によると、自閉症は脳の障害によって認知能力の働きに何らかの問題が生じ、それがさまざまな症状として現われてくるのだと理解されます。だとすれば、その脳の障害がどんなものであり、それによって生じてくる機能的障害とはどんなものなのかを研究することは、まさに認知心理学の守備範囲に入ってくるわけです。

ラター自身は当初、自閉症の一次障害は言語の障害であり、そこから社会性の障害などの他の障害が二次障害として生じてくると考えました。その後彼は自説を修正し、自閉症児の知能テストに見られる著しい能力の偏りなどから、自閉症の一次障害は特定の認知能力の障害にあり、その他の障害はそこから派生すると主張するようになりました。

ラターの流れを受け継いだその次の世代の認知心理学者たちは、いくつかのユニークな説を提唱してきました。そのなかでも特に有名なのが、サイモン・バロン＝コーエンらの「心の理論」説でしょう。

「心の理論」説というのは、私たち一人一人がみな、他人の心を推測するための機構（モジュール）を脳の中にもっているのだが、自閉症児者にはこれが欠けている、という考え方です。

他人の心は目に見えるわけでもありませんし、究極的には存在を確認することさえできないものですから、どこまで行っても推測することしかできません。その推測のために、私たちはみな、「誰かがこういうことを言って、こういう行動をとるのは、その人がこんなことを考えているからに違いない」といった、ある種の推測ルールをもっていると考えられます。私たちがもっていると考えられる、このような推測ルールの集合体のことを「心の理論」と呼びます。

そして、バロン＝コーエンらは、健常者が当たり前に獲得しているこの「心の理論」を自閉症者は獲得できていないらしい、ということを、有名な「サリーとアン課題」の実験結果などから示しました。

「サリーとアン課題」というのは、次のような問題です。（物語の読み聞かせや、人形劇・紙芝居などで子どもに見せて解かせます。）

登場人物は、「サリー」と「アン」という2人の女の子です。
最初にサリーが登場し、サリーはビー玉をかごの中に入れます。
サリーは退場し、代わって入ってきたアンが、ビー玉を箱の中に移します。
アンが退場し、代わってサリーが戻ってきます。

質問1 「いまビー玉はどこにあるでしょうか？」
質問2 「サリーはビー玉で遊ぶために、どこを探すでしょうか？」

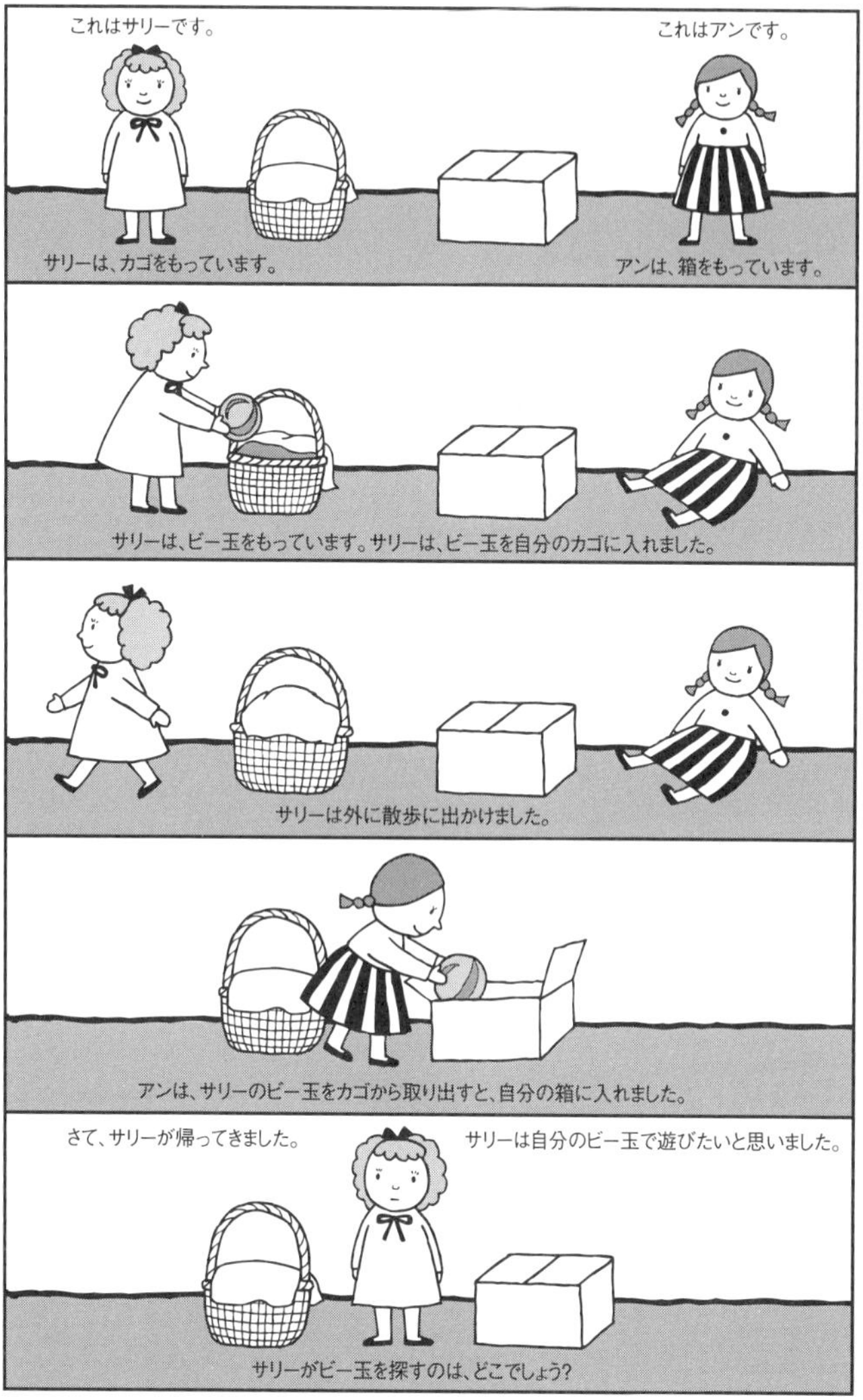
これはサリーです。
これはアンです。
サリーは、カゴをもっています。
アンは、箱をもっています。
サリーは、ビー玉をもっています。サリーは、ビー玉を自分のカゴに入れました。
サリーは外に散歩に出かけました。
アンは、サリーのビー玉をカゴから取り出すと、自分の箱に入れました。
さて、サリーが帰ってきました。
サリーは自分のビー玉で遊びたいと思いました。
サリーがビー玉を探すのは、どこでしょう?

図1　心の理論課題のイメージ（ウタ・フリス『自閉症の謎を解き明かす』東京書籍　1991年　p. 271　図10-1をもとにして作成）

1の答え――箱の中
2の答え――かごの中

質問1は、単なる理解力のテストです。それに対して質問2は、「人が考えていることは、必ずしも正しくないことがある」「私が知っていることと、他人が知っていることは違うことがある」といった、他人の心を推測する心の理論の主要ルールと思われるものを実際に活用できるかどうかを診断できると考えられることから、「心の理論のテスト」として広く使われています。つまり、質問1が分かって質問2が分からない場合は、事態は理解しているのに「心の理論」は発達していないと判断できる、というわけです。

バロン=コーエンたちは、精神年齢がほぼ同一の健常児と自閉症児に心の理論課題を解かせた結果、自閉症児の正答率が有意に低いことを発見し、自閉症の原因は心の理論を実現する脳の機能に障害が起こることにある、と結論づけました。

そして、心の理論を実現するための脳内の情報処理システムのモジュール構造がどうなっているのか、自閉症の場合はそのシステムのどの部分に障害があるのかを考察しています。この辺りが、特に「心の理論」説が認知心理学的だと言える部分でしょう。

(2) その他の認知心理学的な自閉症理論

ところで、自閉症に対する認知心理学的アプローチというと、この「心の理論」説が突出して有名ですが、実際にはそれ以外にもさまざまな説が存在します。ここでは、そのなかから比較的よく取り上げられるものについて簡単にご紹介します。

① 中枢性統合障害説

ハッペらが提唱する説で、自閉症の障害とは細かい部分部分を「全体」にまとめあげる中枢性統合という認知スキルの障害であると考えるものです。

② 実行機能障害説

オゾノフらが提唱する説で、自閉症は柔軟な行為の実行方法を計画し、それを実行する一方、それとは無関係な行動を抑制するという「実行機能」に障害があると考えます。

③ 感情認知障害説

自閉症の人は他人の表情を見分け、そこから感情を読み取ることに障害をもっているという説。認知発達の視点から感情認知障害を考えるホブソンらの研究が著名です。

④ ワーキングメモリー障害説

ワーキングメモリーとは、たとえば電話番号を一瞬だけ覚えているとか、文章を読んでいるときに前後の文脈をその瞬間だけ覚えているといったように、秒単位のごく短い認知作業のために使われる記憶能力のことで、子どもの頃の思い出や自転車に乗るスキルを覚えているという「長期記憶」とは区別されます。この説では、自閉症はこの記憶能力に障害があると考えます。

⑤ 過覚醒説

自閉症児者によく見られる睡眠障害や感覚過敏、多動といった症状に着目し、自閉症の障害の本質は脳が過度に覚醒している「過覚醒」にあり、そのために細部へのこだわりが強まり、全体を見渡すことが難しくなるなどの自閉症の症状が引き起こされる、と考える説です。

第2章　認知科学の新たな流れ——ギブソン理論とコネクショニズム

1　認知科学と人工知能

ここから、いったん自閉症の話題を離れて、認知科学と呼ばれる学問分野で起こっている新しい流れについて触れていきます。というのも、この「新たな流れ」こそが、私たちに自閉症に対する新たな理解を提供してくれるものだからです。

第二次世界大戦後、それまでごく限られた専門家のみが軍事的に利用する「兵器」だったコンピュータが、大学の研究室などでも広く使われるようになりました。

コンピュータの登場は、単にこれまでよりも複雑なことができる新しい「機械」が生まれたという意味を大きく超え、これまではヒトの脳以外では絶対に実現不可能と思われた「知性」を、機械のうえに作り出すことができるのではないかという期待とともに、「認知科学」という新たな学問を生み出しました。

「認知科学」というのは、ヒトの脳で行なわれる情報処理のプロセスと、コンピュータが実行する情報処理との間に強い共通点があるという仮定を前提として、脳およびコンピュータの研究を複合的に行なっていこうという学問です。

言ってみれば、「知性の本質」という山の頂上を目指して、「ヒトの脳はどのようなコンピュータなのか」という研究をする登頂ルートと、「コンピュータでヒトの脳と同じ機能を実現しよう」という別のルート、それぞれから山を登って最終的に頂上で会おう（研究を統合しよう）というのが、認知科学の考え方だと言えるでしょう。前者のアプローチをとる学問の代表的なものが「認知心理学」であり、後者のアプローチは「人工知能研究」と呼ばれます。

人工知能の研究は、１９５０年代から６０年代にかけては、輝かしい成功の連続だったと言われています。それまで単純な計算しかできないと思われていたコンピュータが、チェッカーのようなゲームで人間と対戦したり、数学の問題を解いたり、初歩的な対話もどきをこなしたりできるようになり、このままコンピュータの能力が向上し研究が深まれば、コンピュータが人間のように知性をもつようになるのも時間の問題だと思われたのです。マンガ「鉄腕アトム」がちょうどこの１９５０年〜６０年代に制作・放映されていることからも分かるとおり、当時は人工知能研究にとって、まさに「バラ色」の時代だったと言ってもいいでしょう。

2　人工知能研究の挫折——フレーム問題

そんな古きよき時代を謳歌していた人工知能研究ですが、研究で扱う対象がコンピュータの内部から「わたしたちの世界」に広がってくるにしたがって、思ったような成果があがらなくなり、徐々に暗雲がたちこめ始めます。

そして、大きな転機が１９６９年に訪れました。この年、マッカーシーとヘイズによって提起された「フレーム問題」が、それまで研究されてきた人工知能とヒトの知性との間に、予想外の大きな溝があることを明確に示したのです。

ここでは、デネットが紹介した有名な例をとって、フレーム問題とはどのような問題なのかを簡単にご紹介します（内容は一部アレンジされています。）

技術者がR１というロボットを開発した。

ある日、R１の予備バッテリーのある倉庫に時限爆弾がしかけられたため、R１はバッテリーを救出するための行動を計算し、「バッテリーの載ったワゴンを引っ張って倉庫から出す」という答えを導き、R１はこれを適切に実行した。

ところが、運悪く時限爆弾も一緒にワゴンの上に載っており、R１はバッテリーと一緒に爆弾も持ち出したことに気がつくことができなかった。
R1は爆弾もろとも爆発した。

R1の失敗を目にした技術者は、R1の改良バージョンとしてR1D1を開発した。R1D1は、R1とは違い、自分の行動そのものだけでなく、その行動が引き起こすさまざまな副次的結果（たとえば、ワゴンを引っ張ればワゴンの上にあるものはすべて一緒についてくる）をもあわせて計算する（演繹する）能力が新たに実装されていた。

R1D1もワゴンの上のバッテリーの救出をすることになり、「ワゴンを引っ張って倉庫から出す」という行動について計算を始めた。R1D1は、ワゴンを引っ張っても部屋の壁の色は変わらないということを計算し、続いてワゴンを引けばワゴンの車輪は回転するだろうという計算を始めた。その計算中に爆弾が爆発し、R1D1は爆弾もろとも爆発した。

R1D1の失敗を目にした技術者は、R1D1の改良バージョンとしてR2D1を開発した。R2D1は、R1D1とは違い、ある行動に付随するさまざまな副次的結果について、「関係がある」結果と「関係のない」結果を区別し、関係のない結果を「無視する」ことができるように設計された。R2D1もワゴンの上のバッテリーの救出をすることになったが、倉庫に入ろうともせず、ただじっと動かずにいた。

技術者が「何かしろ！」と言うと、R2D1はこう答えた。「邪魔しないでください。私は関係のない結果を見つけてそれを無視するのに忙しいのです。無視しなければならない結果は何千とあり、関係のない結果を見つけるたびに、それを無視すべき結果のリストに追加しているんです。」R2D1もまた、爆弾もろとも爆発した。

技術者は頭を抱えた。

事態を的確に、かつすばやく判断し対処するようなR2D2ロボットを作るためには、その「事態」の枠組み（フレーム）を端的に理解しなければならないという「フレーム問題」を解かなければならない。

フレーム問題を一言で説明するとすれば、「無視すべきことを端的に無視し、無視してはいけないことをちゃんと考慮のなかに入れるという能力をどう実現するのか」という問題だ、と言えるでしょう。

先のR1ロボットは、自分の行動について考慮する範囲が狭すぎたために失敗しました。次に開発されたR1D1ロボットは、自分の行動について考慮しなければならない範囲が広すぎたために、やはり失敗しました。

では、R2D1ロボットの失敗とは、どう解釈できるでしょうか。

R2D1ロボットの失敗の本質は、「無視する」ということ自体に時間をかけていては、それは「無視しないで全部を考慮する」というR1D1ロボットがやっていることと結局何ら変わらない、という点にあります。

無視すべきことは端的に無視する、つまり時間をかけずに最初から「なかったこと」として扱えなければなりません。ところが、何でもかんでも端的に無視してしまうと、今度は無視してはいけないことまで無視してしまうR1ロボットに逆戻りしてしまいます。

だからといって、無視してはいけないことに個別に気づけるように設計しようとすると、今度はまたR1D1ロボットに戻ってしまう……。

このジレンマを解決するためには、目の前の事態について、注目すべきものと無視していいものが即座に分かる、つまり自分の行動について考慮すべき範囲が最初から分かるような次元の一段高い知識＝世界についての「フレーム」（枠組み）をもっている必要がある、と考えられました。しかもその知識は、状況に応じて臨機応変に修正可能でなければなりません。そして、そのようなしくみを作ることは、それまでの人工知能研究のアプローチでは、どんなにコンピュータが高速・大容量になっても、本質的には解決不能らしいということが分かってきたのです。

初期の研究では、人工知能の活躍の場はルールが厳格に定められたゲームであったり、対応すべき状況がきわめて限定された実験室の中だったりしました。そのような場所にとどまっている限り、人工知能はフレーム問題に悩まなくて済んでいました。でもそれは、フレーム問題を解かなくていいような特殊な環境が用意されていたからに過ぎなかったのです。

フレーム問題を自ら解決しなければならない現実の環境に飛び出した瞬間、R1ロボットからR2D1ロボットまでがすべて時限爆弾を処理できずに爆発してしまったように、「古い人工知能」はフレーム問題の前に身動きがとれなくなってしまったのです。

フレーム問題が指摘されて以降、コンピュータのプログラムによって人間の脳と同じ知性を実現しようという「古い人工知能研究」は急速に下火になり、多くの研究者が人工知能研究から去っていきました。

3　ギブソン理論の再評価

残された研究者の一部は「古い人工知能研究」に見切りをつけ、フレーム問題を解決するための新たな人工知能理論を模索しました。そこで彼らが注目したのが、ギブソンの「生態学的知覚心理学」だったのです。彼の名前を知らなくても、彼が提唱した「アフォーダンス」という概念は、聞いたことがある方も多いのではないかと思います。

ギブソンは１９５０年代から７０年代にかけて活躍した心理学者で、それまでの認知心理学とはまったく異なる視点から「環境を知覚するとはどういうことなのか」を研究しました。ただ、オーソドックスな認知心理学が主流だった当時の心理学の世界では忘れられた存在でした。８０年代に入り、ギブソンの業績はフレーム問題の解決法を模索する認知科学者によって再発見されたのです。

ここでは、この後の自閉症論への導入として、ギブソン理論のもつ、どちらかというと哲学的な側面や世界観に焦点を当てたいと思います。

（1）従来の心理学の「知覚」に対する考え方

オーソドックスな認知心理学がもっている「知覚」に対する考え方の一つに、「感覚↓知覚↓認知のピラミッド構造」というものがあります。

この考え方を、視覚を例にとって説明しましょう。

まず出発点として、「網膜に投射された二次元映像」を考えます。私たちの周囲には三次元の空間が広がっており、私たちはまさに「三次元の空間が広がっている」という視覚体験をしていますが、網膜に映るのは二次元の（しかも歪んでいて上下反転した）映像でしかありません。網膜に映った映像は電気信号に変えられ、神経細胞の中を伝わっていきます。この最初の部分が「感覚入力」と呼ばれます。

そしてこの感覚入力は、脳の中で色や形、動きや奥行きといった情報に分けられ解析され、再び統合されて「動きや奥行きのある立体映像」として「知覚」されると考えます。つまり、単なる二次元の映像として得られた感覚入力は、脳内で再構成されて意味のある三次元の知覚に作り上げられる、と考えるわけです。

さらにその知覚からより高次の情報処理がなされ、目の前にいるのが自分の子どもであるとか、おいしそうな食事が並んでいるといったことが分かる、すなわち「認知」を生み出す、と理解されます。

従来の認知心理学では、このように、感覚から入力された外界の情報が脳内で再構成されて「知覚」を生み、そこに知的な理解が加わって「認知」がなされる、という理解のしかたをとります。これは言い換えると、「私たちが知覚しているのは、現実の世界そのものではなくて、脳の中で再構成されたバーチャルな世界なんだ」という世界観でもあります。

このような立場は、「古い人工知能研究」にとっては非常に好ましい考え方になります。なぜなら、実際の脳が行なっているのが脳内のバーチャル世界の操作であるとするならば、人工知能もプログラムとデータの集合体として「バーチャル世界」を構築し、それを適切に操作できるように設計すれば、脳と同じ知性を実現できることになるからです。

これに対して、ギブソンの理論はまったく違った立場をとります。

(2) ギブソンの理論

ギブソン理論によると、脳の中には「バーチャル世界」など存在しません。脳で処理されているのは、環境の中にどのような情報（資源）があるのか、その情報をどのように利用すればうまく世界を知覚し適応できるのかというノウハウだけなのです。あくまでも世界は現実の世界としてそこにあり、その世界にダイレクトにアクセスすることによって世界は「知覚」されるのです。

この考え方について、ギブソンの知覚理論の一部である「包囲光配列」という考え方を例にとってもう少し詳しく説明しましょう。

いま読んでいる本を少し横において周囲を見回してみてください。あなたが部屋の中にいるなら

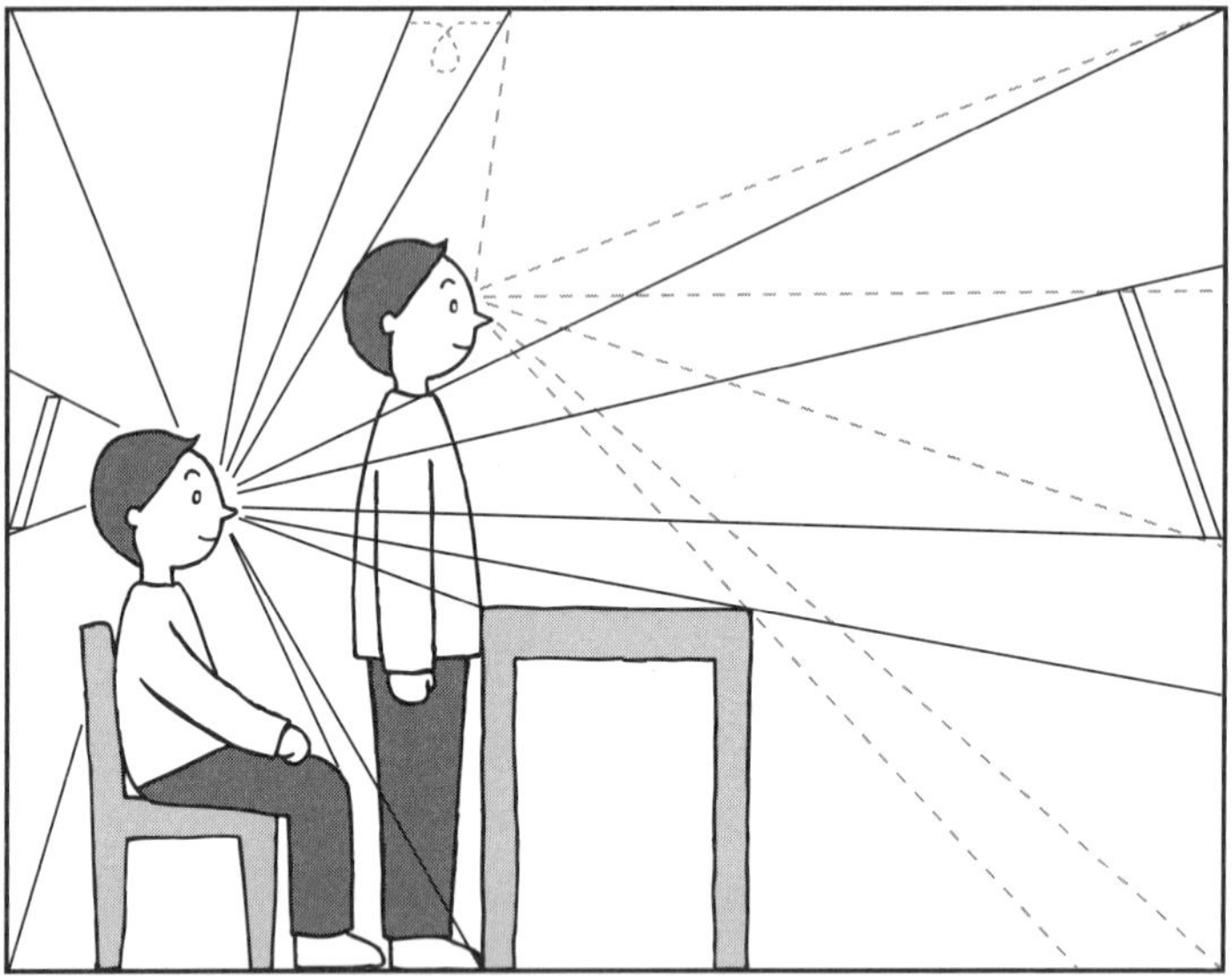

図2　ギブソンの「包囲光配列」のイメージ（佐々木正人『アフォーダンス―新しい認知の理論』岩波科学ライブラリー12　1994年　p.47　図10をもとにして作成）

ば、天井、壁、床、さらに部屋の中にあるさまざまなオブジェクトが織り成す「面」にそって、明るさや色合いなどが微妙に違う反射光に満たされた空間の中に自分がいることに気がつくでしょう。ギブソンはこのような環境を包囲する光を「包囲光」と呼び、環境の「面」ごとにまとまったニュアンスをもつ包囲光の組み合わせを「包囲光配列」と呼びました。

そしてそのまま、立ち上がってみます。すると、包囲光配列は一定のルールに従って微妙にその配列と明るさ・色合いなどのニュアンスを変えるはずです（図2）。

私たちは、自分のからだの位置がどう変わったか（座っている状態から立っている状態へ）という体性感覚からの情報と、包囲光配列がどう変わったか（それぞれの「面」の表現として現われる包囲光の配置とニュアンスがどう変わったか）という環境からの情報、さらには「壁や天井は固い『面』であり、動くことはない」という経験に基づいた制約条件を適用し、自分は天井と壁と床に囲まれていて、周囲にはいくつかのオブジェクトがあり、いま自分はその中のこの辺りに存在しているという「環境の知覚」をダイレクトに導き出すのです。

このときに、従来の認知心理学が考えているように脳内にバーチャル世界が構築されているとすれば、そのバーチャル世界を微調整するためには、網膜上の二次元像の変化をもとに、簡単には想像もできないくらい複雑な「世界を再構成するための計算」を行なう必要が生じます。

そんな面倒な（そしておそらく実際には不可能な）脳内への世界の再展開、再構成など行なわなくても、包囲光配列の変化から世界をダイレクトに知覚して適応することができてしまうし、実際の生物の知覚システムもそういうものである、というのがギブソンの主張です。

つまり、感覚入力は確かに環境を知覚するための入口ではあるけれども、その先で行なわれている「知覚」とは、感覚入力をマッピングして脳内に「バーチャル世界」を再構築することではなく、感覚入力に制約条件をつけて簡単な計算を行なうことによって、環境のもつ重要な情報をダイレクトに取り出すことなのだ、と考えるのです。

（3） 環境とアフォーダンス

ギブソン理論はとても難解だと言われていますが、それは理論が難解だというよりも、この知覚についての基本的考え方、従来の認知心理学との決定的違いに気づき、「これまでとは違う出発点に立つ」ことの難しさからくるものです。この「気づき」がないと、ギブソン理論とは従来の認知心理学の主張と同じことを、大ざっぱに（あるいは逆に複雑に、あるいは見た目を少し変えて）言い換えただけなんじゃないか？という印象をもつことになるでしょう。でも、そうではないのです。

では、「脳内にバーチャル世界を作る」のと「感覚入力に簡単な計算を加えて環境から情報を取り出す」ことの間の本質的な違いとは何なのか？と言えば、それは脳にとってアクセスすべき情報がどこに存在するのか？という点に集約されます。

「バーチャル世界が脳内に再構成される」と考えるとき、脳が世界を認知するためにアクセスするのは、脳内のバーチャル世界です。現実の世界ではありません。それに対して、「環境から情報を取り出す」と考えるとき、脳がアクセスしているのは常にあくまでも現実の世界であって、どこか脳内に生み出されたバーチャルな世界ではありません。つまり、私たちの認知、私たちの知性は私たちが生きている環境と密接に結びついており、両者を切り離して考えることはできません。

このとき、脳が行なっている処理は、環境との相互作用を通じて、環境の中にあるさまざまな「意味」を学習し、さらにそれを状況に応じて適切に利用するための調整である、と言えるでしょう。私たちの知性は脳内で完結しているのではなく、環境の中に利用可能なリソース（資源）を知覚し、それを実際に利用することによって初めて実現されるのです。

この、環境の中に存在する利用可能なリソースのことを、ギブソン理論では「アフォーダンス」と呼びます。環境の知覚とは、アフォーダンスの知覚に他なりません。

たとえば、私たちは初めて訪れた場所で疲れたと感じたとき、周囲を見回して腰をおろせる場所を探します。手ごろなベンチが見つからなければ、手近な岩や段差、花壇の縁石などを適当に見つけて、そこに腰をかけて休むと思います。

この場面での私たちにとって、岩や段差などは、素材や色、形状を細かく分析したりといった過程をへることなく、「固くて適当な高さがあって安定していて、座ることができるもの・場所」として端的に知覚されます。このような、知覚される対象としての「座ることができる」という特性が、アフォーダンスと呼ばれるものです。このケースで言えば、「道端の岩や段差は座ることをアフォードする」といった言い方をします。

ここで重要なことは、アフォーダンスは環境の中に潜在的に存在してはいるものの、知覚する主体と環境との相互作用のなかで初めて立ち現われてくる特性だということです。高さ80㎝の手すりは、背の高い大人にとっては座ることをアフォードするでしょうが、3歳の子どもにとっては位置が高すぎて座ることをアフォードしません。逆に、幅の狭いビルとビルのすき間は、3歳の子どもに「通り抜ける」ことをアフォードするかもしれませんが、太った大人にはアフォードしません。

さらに、アフォーダンスを利用するためには、過去の環境との相互作用のなかで、「こういう特性をもった場所には『座る』ことができるんだ」といったことを学習し、知覚できるようになっていなければなりません。より複雑な例で言えば、研究室に鎮座するスーパーコンピュータは、それに精通した研究者にとっては、自らの知的能力を拡張することをアフォードしますが、そうでない人にとっては何もアフォードしないただの金属のかたまりです。（せいぜい「もたれかかって休憩できる」とか「通り抜けられない」ことをアフォードするだけでしょう。）

同様に、健常児にとって周囲の「他人」は、自らの要求を満たしたりするために「関わりあう」ことをアフォードする存在ですが、重度の自閉症児にとっては何もアフォードしない不気味な物体にとどまっているとも考えられます。

アフォーダンスを知覚することが環境を知覚することなのだとすれば、アフォーダンスが知覚されない対象物は「知覚されない」、つまり存在しないのと同じだということになります。能力の高い自閉症者が手記などで「長い間、周りに『人がいる』ということに気づかなかった」などと回想するケースは、まさにこの他人という存在に対するアフォーダンスの知覚の発達が著しく遅れた状態を表わしていると考えられます。

そして、このような各個人ごとの「アフォーダンスのずれ・アフォーダンス知覚の困難さ」を最小化し、どんな人にとっても同様のアフォーダンスが容易に知覚され、利用できるように見た目や操作性を調節するような設計方針のことを、「ユニバーサル・デザイン」と呼びます。

ユニバーサル・デザインとは、言い換えると「環境から『意味』（アフォーダンス）を取り出しやすくする」ための工夫ということになりますから、ＴＥＡＣＣＨで推進される「構造化」という考え方にもつながります。ギブソン理論からＴＥＡＣＣＨの構造化を説明するとすれば、「自閉症者にもアフォーダンスが容易に知覚できるような療育環境のユニバーサル・デザインを行なうこと」である、と言えるのではないかと思います。

（４）「からだ」と「環境」との相互作用

最後に、ギブソン理論から導かれるもう一つの重要な視点について書いておきましょう。

これまで見てきたように、ギブソン理論によると、私たちの「知性」は環境との相互作用のなかでアフォーダンスを知覚することによって初めて成立し、かつ、そのアフォーダンスは知覚する主体が環境と相互作用することによって初めて立ち現われます。

つまり、環境と相互作用することなくして「環境」が意味をもつことはなく、もちろん環境から学び知性を身につけることもできないのです。もっと端的に言えば、環境の中に物理的に存在し、環境に働きかける「からだ」なくして知性は生まれないのです。

「からだ」は、環境との相互作用を行なう主体であると同時に、環境との相互作用に対する制約条件にもなります。私たち人間にとって陸上は移動することをアフォードしますが、深い海はアフォードしません。魚にとってはまったく逆です。その結果、人間という「からだ」は陸上という環境と相互作用する主体として陸上に適応できるように環境を学習していき、魚は海中という環境に適応していきます。両者の間では生きていく環境そのものが異なり、視覚や触覚など、感覚器からの入力がもつ意味もまったく変わってきます。

このような、「からだ」がもつ環境に対する制約条件は、一見生存競争にとって不利に見えますが、実際には環境適応に対してむしろ有利に働きます。ヒトは深海を活動の場としないために、海中で呼吸するためのしくみをもつ必要がありませんし、逆に魚は陸上を移動するための複雑な骨格筋をもたなくても生きられます。それだけでなく、活動の場が限られることによって、環境に適応するための「脳のリソース」も節約できるわけです。

このような、特定の「からだ」をもった有機体が活動する「場」のことを、ギブソン理論では「(生態学的)ニッチ」と呼びます。有機体にとって、ニッチを狭めていくことはそこに適応するための「からだ」を単純なものにできるというメリットがある一方で、環境変化に弱くなること、利用できるリソースが限定されることなどのデメリットがあります。すべての有機体は、このトレードオフのなかでバランスをとることで、それぞれにとってふさわしい「ニッチ」の中で生きています。

このように、環境の中に物理的に「からだ」が存在することによって初めて環境と実際に相互作用することができ、その相互作用のなかから環境の「意味」、つまりアフォーダンスの知覚が学習されて「知性」が生まれ、さらにはその「からだ」の特性(制約条件)によって生きる場所(ニッチ)も決まってくるのです。ギブソン理論の再発見は、「からだの再発見」でもあり、「環境の再発見」でもあったのです。

この最後のポイントは、自閉症の本質を理解するときにもきわめて重要です。

私たちの知性は、「からだ」と環境との相互作用による学習を通じてのみ発達します。ところが、何らかの障害によって環境との十分な相互作用ができない自閉症児の「からだ」にとっては、環境が提供するリソースは不十分なものとなり、その結果として、その「からだ」が活動できるニッチもきわめて狭く限られたものになります。

狭く貧しいニッチで生活する「からだ」は、環境の変化に弱く容易に不適応を起こしてしまいますし、広いニッチで生活する者から見ると、環境との関わりをほとんどもたず、独自の世界で生きている不思議な存在に見えるでしょう。

ギブソン理論から自閉症を説明するとすれば、まさにこのような「環境との相互作用の失敗に起因する狭いニッチへの隔離」こそが、自閉症の本質であると理解できるのではないかと思います。後の章で、この辺りの考察をさらに掘り下げていきます。

4　そしてロボット研究へ

認知科学の話に戻りましょう。

ギブソン理論のもつ、このような視点のコペルニクス的転回は、人工知能研究においても決定的なインパクトをもちました。

ギブソン理論に従った「知性」を実現しようとすれば、その知性を実現する主体は環境の中に物理的に場を占める「からだ」をもたなければならないことになります。つまり、ギブソン理論「再発見」後の人工知能研究とは、研究室のコンピュータの内部にバーチャル世界を構築することではありえず、必然的に、物理的な「からだ」をもった存在、すなわちロボットの研究に変わっていく、ということを意味しています。

ギブソン理論はフレーム問題に対する解を直接提供する理論ではありませんが、「環境から学習して適応していく」という過程そのもののなかに、「端的に無視していい安定した環境と考慮しなければならない特殊事情を違う文脈で学習すること」、別の言い方をすれば「事態に臨機応変に対応できるフレーム（枠組み）を学習する」という要素が多分に含まれていることが期待されます。

その結果、「古い人工知能研究」では致命的な困難であるとされたフレーム問題が、ギブソン理論の視点に立った「新しい人工知能研究」においてはそれほど大きな問題とはならず、発展的に自然解消される（あるいは、擬似問題として検討不要になる）可能性が高まったのです。

そうなると、新しいロボット研究にとって重要になってくるのが、「環境との相互作用から学ぶ」ために、どのような学習アルゴリズムを採用するのか？という問題です。

従来の人工知能研究においては、その人工知能がもつ「知性」は、（先のR1～R2D1ロボットのように）細分化されたルールやアルゴリズムとして、開発者が「神の視点」で事前にプログラミングしておくべきものでした。

しかし、新しい世代のロボットは、さまざまなセンサーからの入力にシンプルな計算を加えることで環境の中からロボットにとって重要な情報（アフォーダンス）を「知覚」し、その知覚に基づいて「からだ」を動かし、その結果起こる環境の変化というフィードバック情報を再度知覚することで行動を微調整する、といった、環境との相互作用を通じて自ら学習するしくみを実装しなければなりません。つまり、新しい世代のロボットとは、ある意味「赤ちゃん」の状態で環境に放り込まれ、その環境との相互作用のなかで「発達する」ものになったのです。しかもその環境は、決して最初から意味を与えられて記号的に操作できるものではなく、あいまいかつ複雑な情報を無限に含んだ「リアル・ワールド」です。

そして、そのような環境からの学習という要請に応えることのできる学習アルゴリズムとして採用されるようになったのが、コネクショニスト・モデルと呼ばれる新しい学習・認知モデルだったのです。

5 認知科学の「心のモデル」

コネクショニスト・モデルについて詳しく見ていく前に、認知科学における「心のモデル」として並び立つ、二つの異なった立場について理解する必要があるでしょう。

(1) ノイマン型コンピュータ

先に述べたとおり、認知科学というのは、コンピュータの登場によって多くの科学者が感じた「人の脳はコンピュータのようなものなのではないか」というインスピレーションを出発点として生まれた学問です。

そのようなインスピレーションを与えるきっかけになった量産型のコンピュータは、いわゆる「ノイマン型コンピュータ」と呼ばれるアーキテクチャが組み込まれたコンピュータでした。これは、現在私たちが使っているパソコンやサーバーなどでも基本的には変わっていません。

ノイマン型コンピュータは、コンピュータ数学・人工知能研究の巨人であるアラン・チューリングが提唱した「万能チューリング・マシン」にその起源を見ることができます。万能チューリング・マシンというのは実際に存在するコンピュータではなく、理論的な仮想の計算機モデルでしたが、チューリングは、この万能チューリング・マシンによって数学の形式的体系がすべて処理可能であること、つまり解法の存在する数学の命題は、すべてこの万能チューリング・マシンの有限回の動作によって解くことができることを示しました。

ノイマン型コンピュータは、この万能チューリング・マシンのコンセプトを具現化・実用化した量産型コンピュータです。計算したい命題の情報は「データ」として、命題の解き方は「アルゴリズム」として、どちらも同じメモリ領域に格納され、アルゴリズムに基づいたデータ処理を、内部情報をもった機械＝ＣＰＵが実行する、という流れをもっています。見た目こそ複雑になっていますが、これは本質的には万能チューリング・マシンのもつ「数学の形式的命題を解く」という処理を行なっていることに他なりません。

つまり、私たちの知っているコンピュータとは、元来、数学の命題を解くことを最大の仕事として

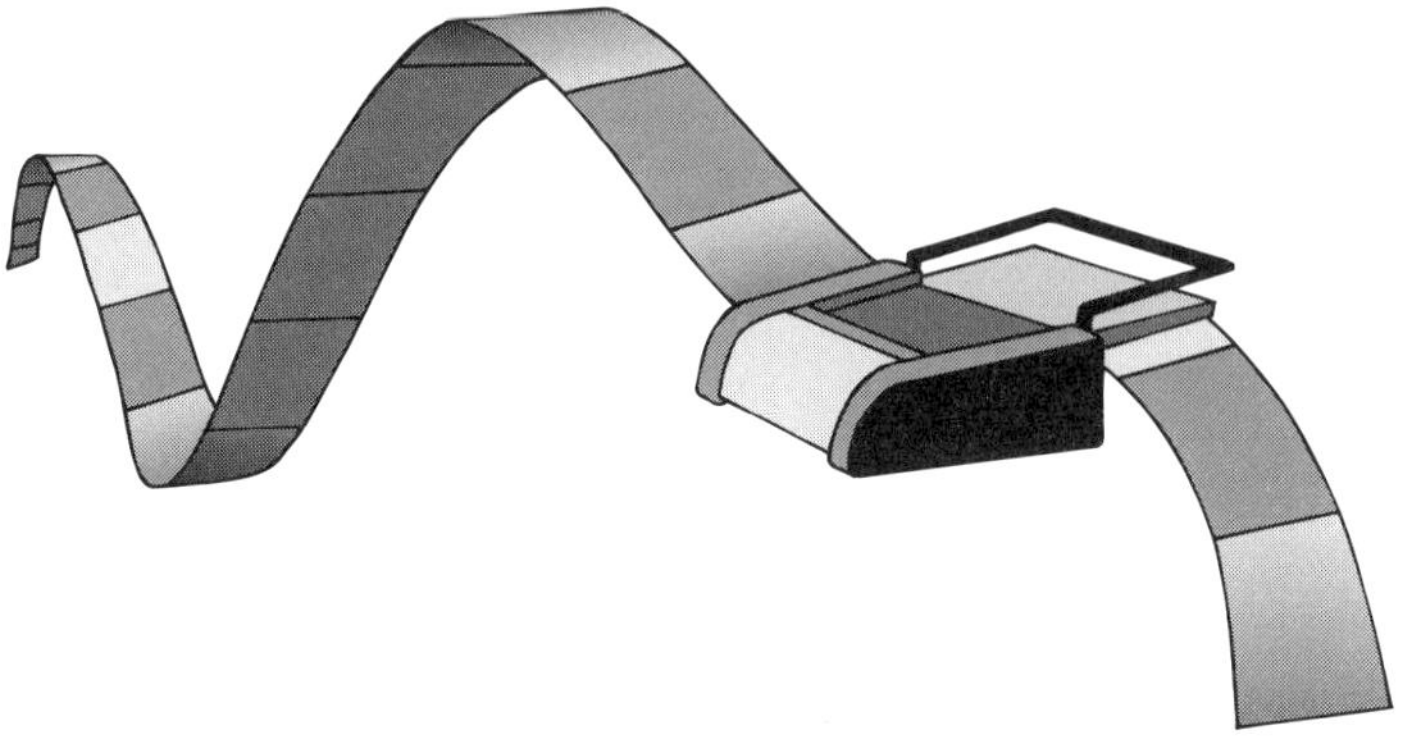

図3　万能チューリングマシンのイメージ。無限の長さをもつテープ（メモリ）とそのテープへのデータの読み書きができる移動式ヘッド（メモリリーダー）、内部状態をもつことのできる機械（CPU）によって構成されている。

設計されたものなのです。私たちが普段活用しているメールソフトも、ワープロも、ビデオゲームも、すべて内部ではデジタル情報の計算として処理されています。

このように、初期の認知科学者が脳のモデルとして着目した「コンピュータ」とは、数学的命題を記号的操作によって解く万能チューリング・マシンのコンセプトに基づく、ノイマン型コンピュータでした。

当時、人間の知性の最も高級な領域とは、数学の命題を解くといった抽象的な記号操作にあり、ヒトが他の動物とは一線を画している「知性」の本質もそこにある、と考えられていました。ですから、数学の命題を解くという能力に優れたノイマン型コンピュータをある種のお手本としてヒトの抽象的な思考の法則を解明することができれば、それはヒトの知性の最高峰にたどりついたということを意味するだけでなく、それよりも低次の情報処理である（と考えられていた）知覚や運動の問題も簡単に解けるだろう、という期待がもたれていたのです。

このように、ヒトの脳における情報処理の本質は数学の命題を解くような「記号的操作」にあると考え、脳内のあらゆる情報は意味をもった表象として符号化され、脳はそれらの符号化された表象を操作するという情報処理を行なっているのだ、という考え方を「古典的計算主義」と呼びます。古典的計算主義の立場を一言で書くならば、「ヒトの心はノイマン型コンピュータと似ている」、あるいは「脳の中で行なわれている情報処理は表象の形式的操作である」となります。

(2) コネクショニズム

これに対して、脳のモデルをノイマン型コンピュータに求めず、実際の脳の神経学的知見に求めたのが、「コネクショニズム」と呼ばれる考え方です。

20世紀に入り、脳がニューロンと呼ばれる神経細胞で満たされていて、それらが互いに複雑に接続しあい、巨大なネットワークを構成しているという事実が明らかになってきました。

ニューロン一つ一つは、電気信号を伝達するというきわめてシンプルな機能しかもっていないのに、それらがネットワークとして組み合わせされた脳は高度な知性を備えています。これは、よくよく考えてみるときわめて興味深い現象です。このように、一つ一つは単純な動作しかしないものをたくさん組み合わせたときに、相互作用によってその単純さの合計以上の複雑な挙動を示すという現象のことを「創発」と呼びます。アリの一匹一匹はきわめて単純な原理で動いているのに、全体としてみると複雑な社会のようなものを構築してしまう現象なども、代表的な創発の例です。この創発という考え方は、複雑系についての考察で改めて登場します。

コネクショニズムは、このような「単純なニューロンが、ネットワークを構成することによって複雑な情報処理能力を創発すること」こそがヒトの知性の本質であると考え、脳のネットワークをシミュレートする計算モデル（コネクショニスト・モデル）を開発し、その人工的ネットワークにさまざまな課題を学習させるシミュレーション実験を通じてヒトの脳を理解していこうというアプローチをとります*。

コネクショニズムは、必ずしも脳の厳密なコピーを作ろうという方向性はもっていません。むしろ、できるだけシンプルなモデルから脳の特徴的な働きを創発させることによって、脳の情報処理の（全体ではなく）本質を見つけ出そうという研究アプローチです。

コネクショニズムにおいては、脳の情報処理の本質は、外部からの信号（情報）に対するネットワークの反応傾向が変化するという「学習」にあると考えます。古典的計算主義が脳の情報処理の本質

*コネクショニズムで扱う人工的な脳ネットワークのモデルのことを、「ニューラルネット」「PDP（Parallel Distribution Processing 並列分散処理）モデル」「コネクショニスト・モデル」などと呼びます。以降、本書では脳ネットワークのシミュレーション・モデルのことを「コネクショニスト・モデル」、それらのモデルを活用してヒトの知性を理解していこうとする立場、考え方のことを「コネクショニズム」と呼ぶことにします。

だと考える表象の記号的操作は、コネクショニズムの立場からは、高次の情報処理の段階において派生的に創発する能力であると考えます。

このように、古典的計算主義とコネクショニズムは、ヒトの脳に宿る「知性」ないし「心」の本質をどうとらえるかにおいて根本的に異なる立場をとっているため、激しい対立を繰り返してきました。とはいえ、この二つの立場は、実は同じものを違った立場から理解しようというアプローチの違いに過ぎないという側面もあり、究極的には対立するものというよりは、融合されていくものなのかもしれません。

というのも、古典的計算主義というのは、言語や論理的思考、数学の解を求めるといった高次の認知モデルから出発して、それをよりプリミティブな知覚や運動といった処理に還元していこうという、トップダウン的・還元的（哲学的に言うならデカルト的）アプローチであるのに対して、コネクショニズムは、ニューロンの単純な反応を出発点にして、その相互作用から生まれる「創発」によってより高次な認知モデルに到達しようという、ボトムアップ的・創発的（こちらも哲学的にいうなら、現象学的）アプローチだと言えるからです。

つまり、どちらも同じ脳の情報処理という問題を扱いつつ、古典的計算主義は「高次から低次へ」、コネクショニズムは「低次から高次へ」というまったく逆方向のアプローチを採用しているに過ぎない、とも考えられるわけです。

それでは、脳の情報処理、特に私たちの関心の対象である「自閉症の理論モデル」を考えるとき、より効果的なアプローチはどちらなのでしょうか。これについてはすでにほとんど答えは出ているとも言えますが、最後に現代科学のもう一つの潮流に関連する考察を加えて、この問題に最終的な答えを出したいと思います。

6　複雑系としての脳とシミュレーション

科学の世界で近年注目されるようになった概念として「複雑系」というのがあります。最近は、一時のような流行語的扱いこそされなくなりましたが、その考え方は確実に定着し、21世紀の科学を語るうえで欠かせない概念となっています。

複雑系とは、多数の要素（未知の要素が含まれる場合もある）が関係するシステムにおいて、それぞれの要素が相互に影響を与え合うために、還元主義的なアプローチによってシステムの将来の動きを予測したり個々の要素を突き止めたりすることが不可能なシステムのことを言います。

私たちの生活に身近な複雑系として、「天気」や「交通渋滞」があげられます。

たとえば天気を例にとってみると、最近の気圧の変化や気流の動きなどから、経験的にごく近い将来の天気を予測することはある程度可能です。これがすなわち「天気予報」ということになります。ところが、予報する時期をより将来に進めた「長期予報」では、正確に当たるほうが珍しいくらいの精度の予測しかできなくなります。天気の変化は大気の動きに他ならず、その大気は物理法則に従って決定論的に動いているはずなのですが、それを計算しようとすると、観測地点が限られることや盛り込み損なった要素の影響が繰り返し相互に影響を与え合うことによって誤差が累積・爆発し、計算結果は実態とは似ても似つかないものになってしまうのです。

交通渋滞も同様で、個々のドライバーはただ周囲の数台の自動車と相互に影響を与え合っているだけなのに、ある場所には渋滞ができ、ある場所でそれが消えてしまったりします。今日の交通渋滞の状態から、その後一週間の渋滞状況を予測することは不可能です。

(1) 還元主義の破綻

複雑系の最大の特徴は、デカルト以来脈々と続いてきた近代科学の方法論である「還元主義的アプローチ」がほとんど通用しない点にあります。

還元主義のベースとなる考えは、複雑な現象は単純な要素に分解できる、そしてその単純な要素の「法則」を解明すればそれらを再び合成することによって複雑な現象も説明できる、というものです。要素への分解と再合成が可能だという考えの前提には、その個々の要素の独立性（線形性）があります。お互いの要素が独立して働いているからこそ、それらを分解しても再合成しても中身は変わらず、現象は解明できると考えられるのです。

ところが「複雑系」は、そのシステムを構成する個々の要素の間に強い相互作用があり、その相互作用抜きではシステムの動きを説明することができません。要素を分解して相互作用を切り離してしまった瞬間、複雑系の本質は捨て去られ、システムとしての振る舞いは消え去ります。還元主義的アプローチで複雑系が解明されない理由の本質には、複雑系の内部要素がお互いに影響を与え合う「相互作用」、そこからくる分離・再合成不可能な「非線形性」という特性があるのです。

複雑系を扱う場合に考えられるもう一つのアプローチが、そのシステムを構成するあらゆる個別の要素とその振る舞いを解明し、その積み上げによってシステム全体を理解しようというやり方ですが、多くの場合これもうまくいきません。

なぜなら、私たちが目にする「複雑系」は、非常に込み入った、全貌が判明していないシステムとして現に存在します。ですから、あらゆる個別要素とその振る舞いを見つけ出すといっても、どの要素までがシステムの働きに関与しているのか、その個々の振る舞いのうち、どれがシステム全体の振る舞いに影響し、どれが単なる観測誤差なのかを完全に知ることは不可能ですし、そもそも私たちが発見できていない要素があることも十分に考えられます。天気予報において、あらゆる地点の大気のあらゆる情報を得ることが不可能であることを考えれば、容易に理解できるでしょう。

(2) シミュレーション・モデル

このような複雑系を扱う、現時点でのほとんど唯一の方法は、複雑系をトップダウン的に要素に還元しようとすることなく、また系のすべての要素を洗い出そうという絶望的なチャレンジに陥ることもなく、系の本質である要素とその相互作用を同定し、それらによるシンプルな理論モデルを構築し、シミュレーションを行なうことです。そしてその結果、研究の対象としている複雑系と同様の「創発現象」を再現することができれば、そのシミュレーション・モデルはその系の本質を的確にとらえている、と考えることができます。

天気予報も、交通渋滞も、病原ウィルスの拡散も、景気の動向も、およそ「複雑系」として理解されているシステムをより深く理解し、予測を行なうためには、モデルを構築してシミュレーションを行なうのがほぼ唯一のアプローチ法です。

そして、このシミュレーションには、言うまでもなくコンピュータが積極的に活用されます。いわゆるスーパーコンピュータと呼ばれるような高性能なコンピュータが天気予報などのシミュレーションにしばしば活用されるのは、これら複雑系のシミュレーションに高い機能をもったコンピュータが特に役立つからに他なりません。また、パーソナルコンピュータの能力が向上し誰にでも利用できるようになった時期と、複雑なシミュレーションが必須となる複雑系の研究が発展してきた時期が同じであるのは、偶然ではありません。

（3）脳という複雑系

それではひるがえって、私たちの興味の対象である「脳」について考えてみましょう。

脳は、典型的な複雑系です。

極論すれば、脳の中には、単純な動作をするニューロンがいっぱい詰まっているだけです。そして、個々のニューロンの挙動をシンプルな計算モデルで表現することもかなりの程度可能でしょう。ところが、一つのニューロンはそれぞれおよそ1万もの入力を他のニューロンから受けており、それらの入力全体への応答として反応が決まります。そのネットワークの接続数の合計は、100兆ともそれ以上とも言われています。

つまり、脳という情報システムは、それを構成する要素そのものよりも、それらの要素の相互作用（ネットワークとしての挙動）のほうに圧倒的な重要性があり、しかもその相互作用はきわめて複雑です。これは、システムを要素に分解することができず、要素間の相互作用がシステムの挙動に決定的な影響力をもつという、まさに「複雑系」の定義そのものであるだけでなく、「信号を受け取って伝達するだけ」という個別要素（ニューロン）の単純さと「100兆個のオーダーのネットワークが同時に作動して信号をやりとりする」という相互作用（ネットワーク）の生み出す知性の恐るべき複雑さとを合わせて考えると、「脳は最も複雑系らしい複雑系である」とさえ言えるのではないかと思います。

だとすれば、脳に対して還元主義的アプローチを試みるのはあまりにも無謀で期待の薄い試みである、ということも理解されるでしょう。また、脳の個別要素とその振る舞いを完全に記述することで脳のしくみに迫ろうとする「脳神経学」も、いくつもの華々しい成果をあげてはいるものの、その先に「脳の全貌解明」というゴールが見えてくるまでには、好意的に言っても、まだまだはるかに遠い道のりが残されているはずです。

そして、これまでの議論をなぞるなら、脳という複雑系を解明するために最も適切なアプローチとは、その系のもつ相互作用（脳で言えば、ニューロンのネットワークの振る舞い）を適切に組み込んだシンプルなモデルを用いて、コンピュータによるシミュレーションを行なうことでその本質に迫ることだ、ということが結論づけられます。

ここまでくれば、結論は一つしかありません。

古典的計算主義は、「現象」として現われているヒトの高次の認知スキル（記号的操作）を出発点として、それをどんどん細分化・還元して脳の情報処理の本質に迫ろうとするアプローチですが、このようなトップダウン的・還元主義的アプローチでは、複雑系である脳の情報処理の本質に到達するのは、きわめて難しいチャレンジとなるでしょう。

そうではなく、脳の働きを解明するのに最もふさわしいアプローチとは、ニューロンのネットワークの働きをモデルを使ってシミュレーションすることで、脳の振る舞いの本質である「膨大な相互作用と、そこから創発する知性」を理解しようとするものであるはずです。

そしてそれこそが、コネクショニスト・モデルに基づく、「新しい認知心理学」のアプローチなのです。

7　コネクショニスト・モデル

ここまで、コネクショニスト・モデルがよって立つ考え方について、大きく紙面を割いて説明してきました。

一見、自閉症の研究とは無関係のように見えますが、そうではありません。このような認知科学における歴史的流れを理解することによって、これから書いていこうとする、従来の自閉症理解のもつ本質的な問題点と、私たちが進もうとする方向性の意味が初めて浮き彫りになると考えています。

ここでは、「新しい認知心理学」と私が位置づけている「コネクショニスト・モデル」による心理学が具体的にどのような計算モデルを用いてどのような研究を行なっているのか、他の研究法には見られないシミュレーションによる研究法の強みとは何かといったことについて、簡単に触れていきたいと思います。

(1) ニューロン

ヒトの脳などに存在するニューロンを模式図的に示したのが、図4になります。ニューロンは神経細胞の一種であり、大まかに言って樹状突起、細胞体、軸索の三つの要素から構成され、それぞれ、入力端子、計算機、出力端子の役割をもっています。ニューロンは、樹状突起から他のニューロンの入力を受け取り、その入力によって細胞体が活性化された場合、信号が軸索を通って伝わり、軸索の先にある次のニューロンの樹状突起へと伝達されます。ニューロンの中を伝わるのは電気信号ですが、軸索から次のニューロンの樹状突起に伝わるところでは、複雑なしくみによって化学物質による信号伝達が行なわれます。(この、化学物質による伝達が起こる軸索と樹状突起の接続部分のことを「シナプス」と呼びます。)

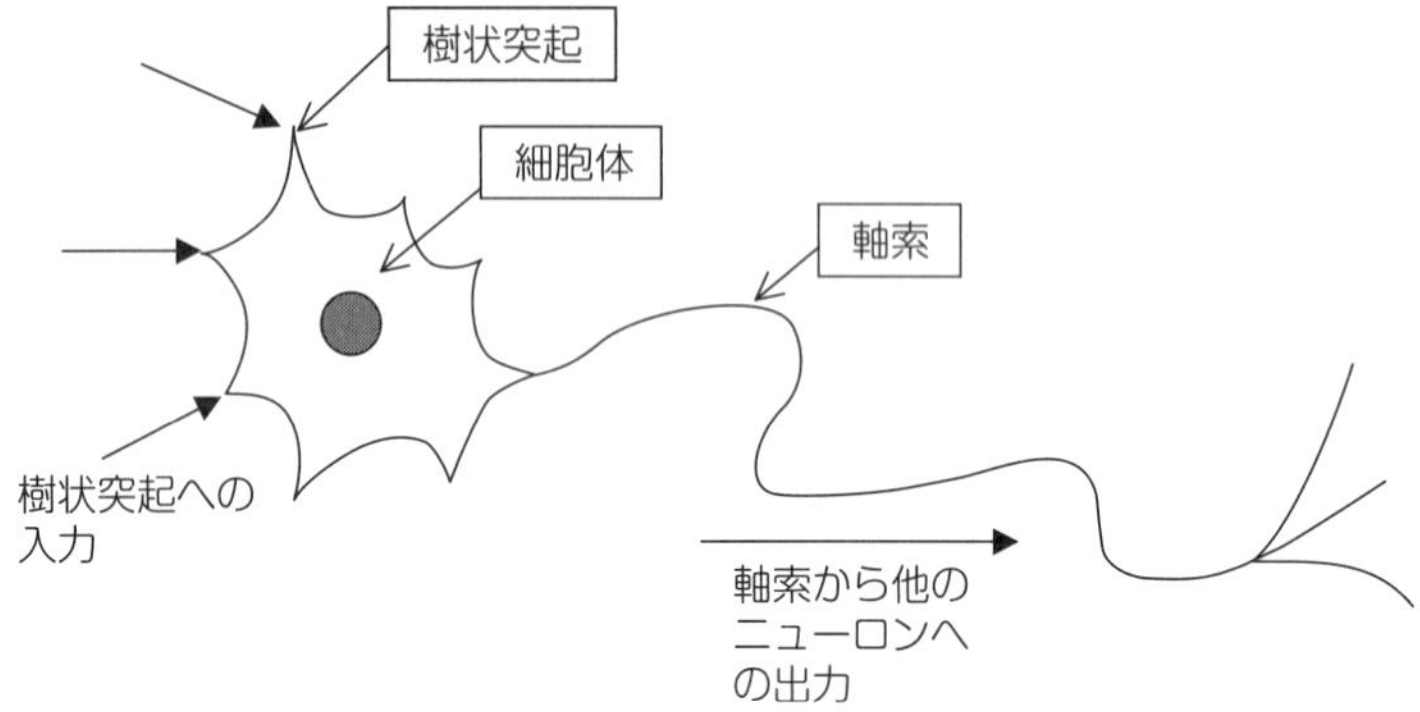

図４　ニューロンの模式図

ニューロンが活性化するかどうかは、樹状突起から入力される信号の強さの合計が一定以上になるかどうかで決まります。簡単に言えば、たくさんの樹状突起から同時に強い信号が入ってくれば、そのニューロンは高い確率で活性化し、軸索を通じて信号を次のニューロンに伝達することになります。ただし、樹状突起からの入力のなかには、ニューロンの活性化を抑制するような働きをもったものもあります。

ニューロンの「学習」は、たとえば次のように起こります。あるニューロンAから信号が入力されたときに、信号が入力されたニューロンBがしばしば活性化される場合、ニューロンAのニューロンBに対する結合は強化されます。その結果、ニューロンBはニューロンAからの信号に対してより敏感に反応するようになり、「ニューロンA→ニューロンB」というネットワークのつながりが「学習」されます。

これとは逆に、ニューロンAから信号が入力されても、ニューロンBがめったに活性化されないという状況が繰り返されると、ニューロンAのニューロンBに対する結合は弱まります。

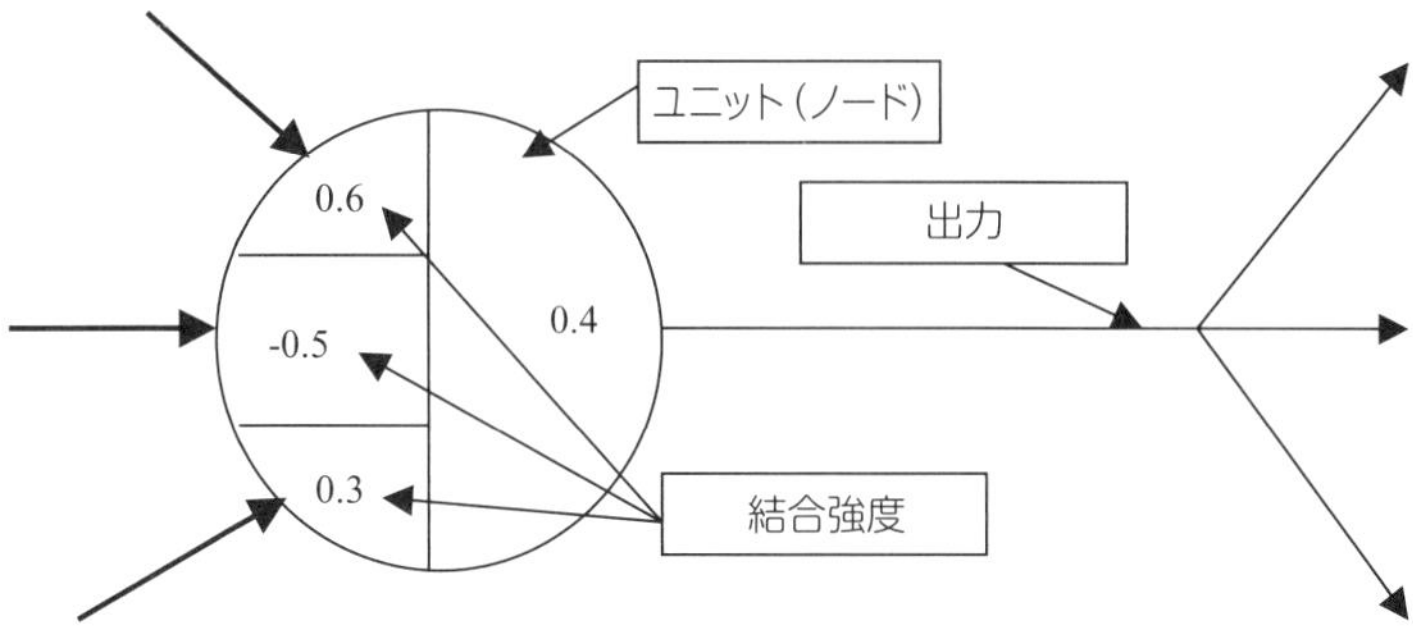

図5　コネクショニスト・モデルのユニット

つまり、あたかも山の中にできるけもの道のように、ネットワークのなかで「よく活性化する（叩けば響く）ルート」は結合が強化され、そうでない（叩いても響かない）ルートは消えていくことによって、ネットワークは変化し、学習していくと考えられます。

（2） コネクショニスト・モデルのユニット

コネクショニスト・モデルにおいては、このようなニューロンのいくつかの動作原理と、ニューロンがネットワークを構成することによる相互作用に基づいた計算モデルを設計します。そして、そのモデルを使って、脳の情報処理のシミュレーションを行なうのです。

図5が、コネクショニスト・モデルで使われるニューロンを模した「ユニット」です。先に示したニューロンのイメージ図とよく似ていることが分かると思います。

コネクショニスト・モデルにおける「ユニット」（ノードとも呼ばれます）は、ニューロンにおける細胞体と同様に、他のユニットからの入力を受け取り、その入力によって「活性化」した場合には別のユニットへ信号を出力します。

ユニットへの個々の入力信号には、それぞれ「結合強度」と呼ばれる係数が乗じられます。つまり、この結合強度が大きいほど、その前ユニットからの入力が当該ユニットの反応に対して大きな影響力をもつ（強いつながりをもつ）ということになります。結合強度がゼロの場合はその前ユニットとの結合がないということを意味し、結合強度がマイナスの場合はその前ユニットからの入力は当該ユニットに対して抑制的に働く（その前ユニットからの入力が強いほど、当該ユニットの活性化を抑える効果がある）ということを意味しています。

そして、いくつものユニットから入力された信号に結合強度による重みづけをして加算した総和が一定の値（閾値）を超えた場合、ユニットが活性化されて次のユニットに信号が出力されます。（入力と出力との関係については、このようなシンプルなモデル以外にも、実際にはさまざまなバリエーションがあります。）

そして、脳におけるニューロンの結合の変化と同様、コネクショニスト・モデルにおけるユニット間の結合強度も、ユニットへの入力と活性化の有無との関係や、ネットワークが出力した結果への「正解・不正解」といったフィードバック信号によって修正されていきます。このような「ユニットへの信号の入出力」と「その結果としてのユニット間の結合強度の変化」を繰り返すことによって、ネットワークは適応的に変化し、学習していくことになります。

コネクショニスト・モデルでは、ユニットの相互作用によって生じる学習や適応などの「創発現

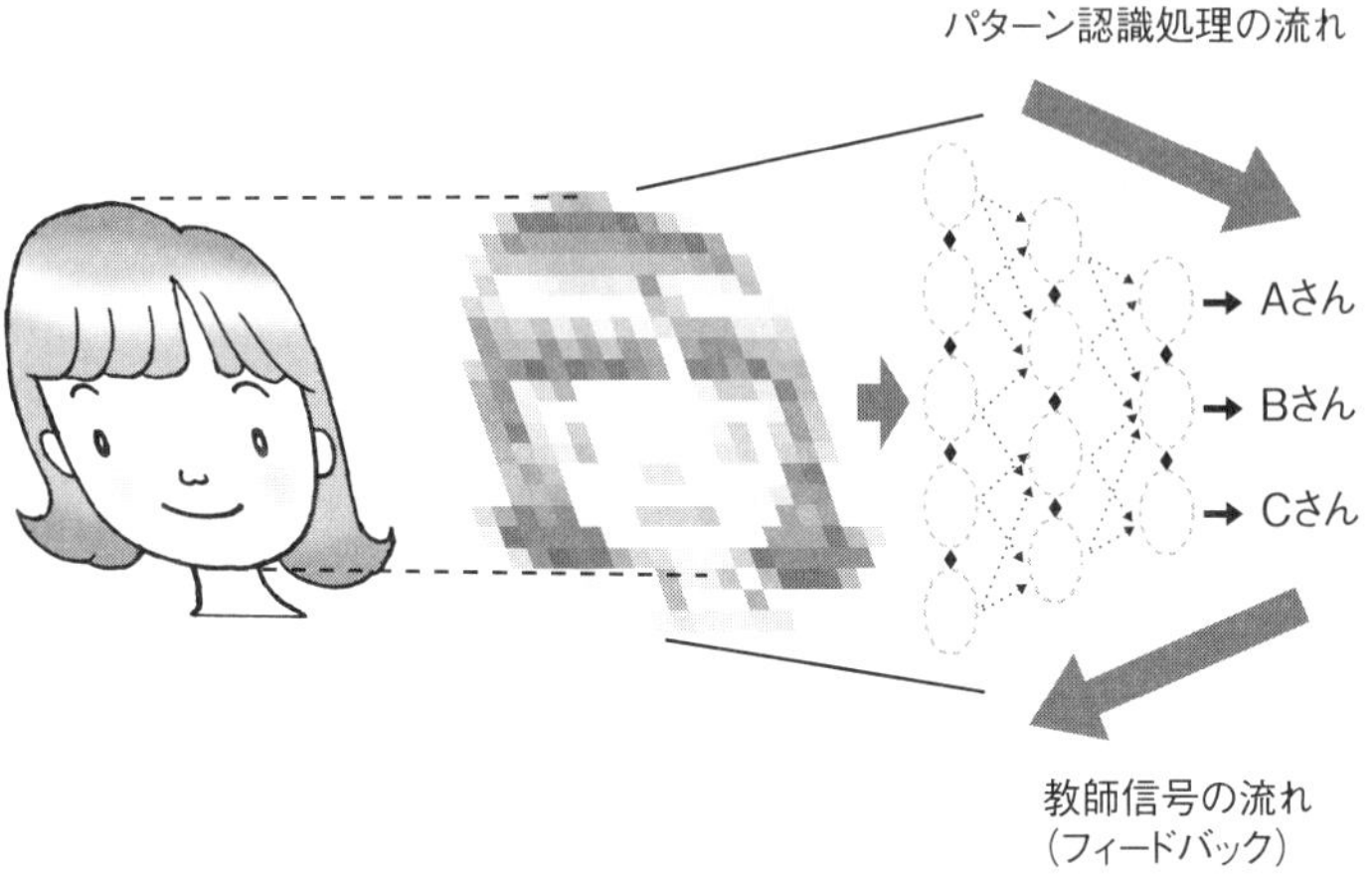

図6　教師信号のあるネットワーク

象」、言い換えれば「全体の振る舞い」に関心があるので、ユニットを単独で扱うのではなく、常に複数のユニットを相互に接続した「ネットワーク」を研究の対象とします。ユニットの配置のしかたやフィードバックの与え方などによって、さまざまなネットワークを作ることができますが、それらを非常に大ざっぱに二種類に分類すると、「教師信号のあるネットワーク」と「教師信号のないネットワーク」に分けることができます。

① 教師信号のあるネットワーク

教師信号のあるネットワークとは、ネットワークが出力した結果に対して、正解・不正解というフィードバック（逆向きの信号）を返してやることで学習を進めるようなネットワークを指します（図6参照）。

たとえば、いろいろな顔写真のなかから、Aさん、Bさん、Cさんを区別するという課題を解かせようとする場合、顔写真を入力信号としてネットワークに与え、ネットワークの最終出力として出てきた答え（Aさん、Bさん、Cさん、どれでもないといった出力）に対して、それが正しい出力なら「正解」、誤っていれば「不正解」という教師信号をネットワークに返してやります（フィードバック）。ネットワークは、その正解・不正解という教師信号に基づいてユニット間の結合強度を微調整します。このような課題を繰り返し解かせることによって、最初はランダムにしか答えを返せないネットワークは徐々に学習を進め、やがて顔写真を見せる（入力する）と正しくAさん、Bさん、Cさんを判別するようになります。

② 教師信号のないネットワーク

これに対して、教師信号のないネットワークには、文字どおり正解・不正解といった教師信号は与えられません。与えられるのは、ただひたすら入力される外界からの情報だけです。このようなネットワークで何が学習できるのかと言えば、それは入力された信号の組み合わせから見出される「関連性」です。

教師信号のないネットワークの最もシンプルな例である「コホネンの自己組織化ネットワーク」では、多次元の構造をもつ情報の位相関係が、2次元の平面マップのような、より低い次元に圧縮して再現されます（図7参照）。この自己組織化ネットワークをうまく使うと、たとえば「AさんとBさんは親しくて、AさんとCさんも親しいけれど、BさんとCさんは仲が悪い」といった、複雑な人間関係、微妙な距離感などをネットワークに学習させることができます。教師信号がなくても、与えられた情報の関係性に繰り返し触れることによって意味のあるマッピングを学習できることから、「自

外界からの情報

		ハト	ニワトリ	アヒル	ガチョウ	フクロウ	タカ	ワシ	キツネ	イヌ	オオカミ	ネコ	トラ	ライオン	ウマ	シマウマ	ウシ
大きさ	小	1	1	1	1	1	1	0	0	0	0	1	0	0	0	0	0
	中	0	0	0	0	0	0	1	1	1	1	0	0	0	0	0	0
	大	0	0	0	0	0	0	0	0	0	0	0	1	1	1	1	1
外　観	二　脚	1	1	1	1	1	1	1	0	0	0	0	0	0	0	0	0
	四　脚	0	0	0	0	0	0	0	1	1	1	1	1	1	1	1	1
	体　毛	0	0	0	0	0	0	0	1	1	1	1	1	1	1	1	1
	ひづめ	0	0	0	0	0	0	0	0	0	0	0	0	0	1	1	1
	たてがみ	0	0	0	0	0	0	0	0	0	1	0	0	1	1	1	0
	羽　毛	1	1	1	1	1	1	1	0	0	0	0	0	0	0	0	0
能　力	獲物を捕る	0	0	0	0	1	1	1	1	0	1	1	1	1	0	0	0
	走　る	0	0	0	0	0	0	0	0	1	1	0	1	1	1	1	0
	飛　ぶ	1	0	0	1	1	1	1	0	0	0	0	0	0	0	0	0
	泳　ぐ	0	0	1	1	0	0	0	0	0	0	0	0	0	0	0	0

自己組織化ネットワーク

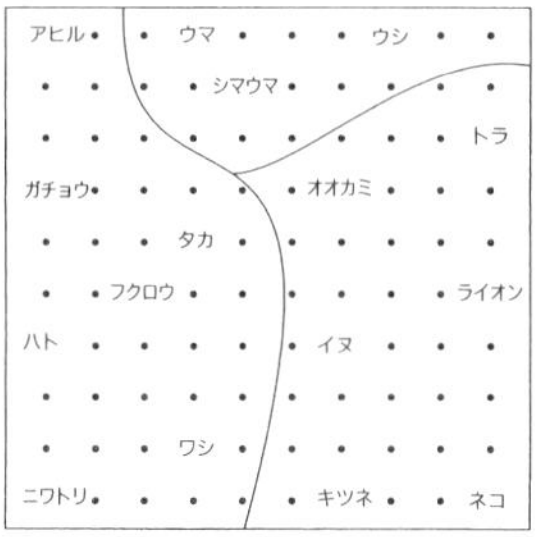

図7　教師信号のないネットワーク（M. シュピッツァー『脳　回路網のなかの精神』新曜社　2001年　p. 236　表1およびp. 237　図9-7より）

己組織化」ネットワークと呼ばれるのです。

さらに、時間や記憶の要素を取り入れたネットワークであれば、必ずしも教師信号が与えられなくても、自然言語の文法を学習させたり、Aという単語を見るとBという単語を思い出すといった連想記憶を学習させたりすることも可能になります。このような能力をもったネットワークには、開発者の名前をとった「エルマン・ネットワーク」や「ホップフィールド・ネットワーク」などがあります。これらのネットワーク・モデルの学習原理も、やはり同じく「自己組織化」にある、と言えるでしょう。

③ 並列構造と階層構造

コネクショニスト・モデルを考えるときにもう一つ大切なのは、ユニットの並列構造と階層構造という二つの配置法です。

図8は、パターン認識などでしばしば使われる、「多層パーセプトロン」と呼ばれるネットワークを若干拡張したモデルの模式図です。小さな丸一つ一つがユニットを表わし、ユニット間の線がネットワーク結合を表わしています。

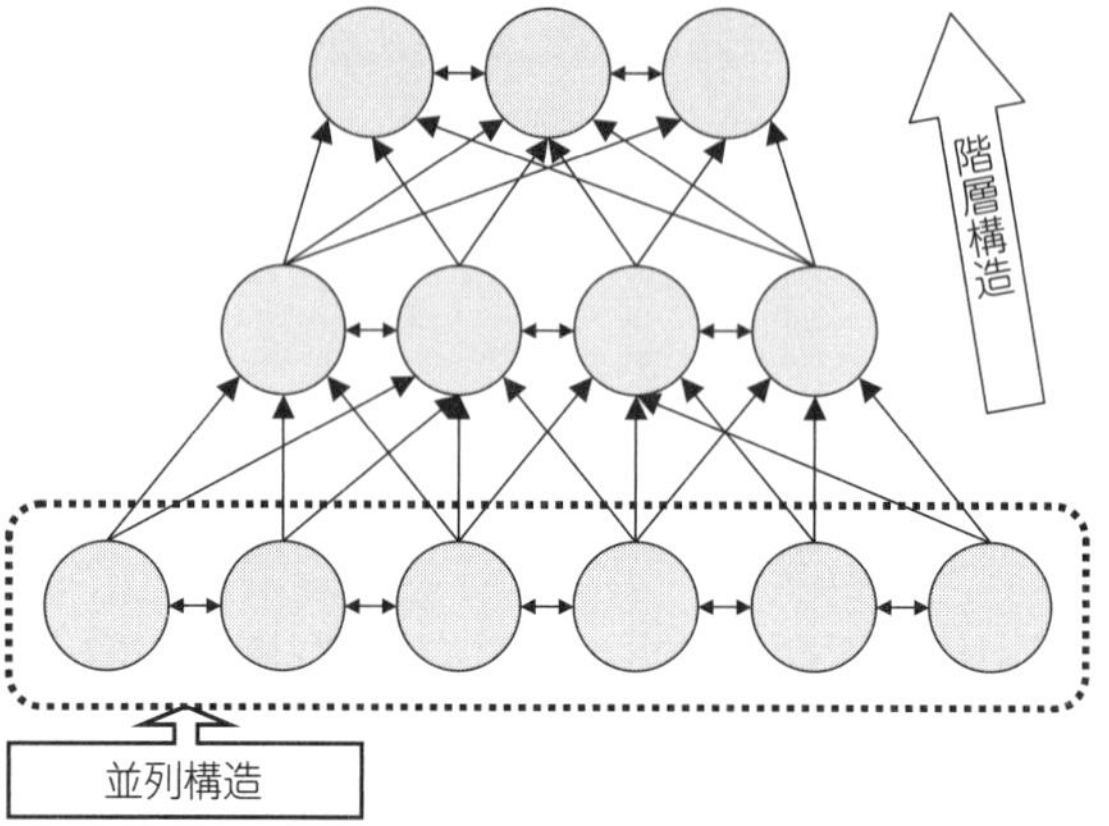

図８　ネットワークの並列構造と階層構造

この図で横方向に並んだユニットの集団は、「並列構造」をなしています。並列構造をもったユニット群には関連性をもった信号が同時に入力され、主に自己組織化によって関係性が学習されます。

一方、このネットワーク全体は、三つの階層からなる「階層構造」をもっています。階層構造をもったネットワークでは、下の階層によって処理され出力された信号が、次の階層では入力として扱われます。そのため、上位の階層に進むにつれて情報が一般化（あるいは「典型化」）され、雑多な入力から一般化されたルールを学習することが可能になります。階層構造をもったネットワークの出力に対して教師信号をフィードバックすることによって、パターン認識や規則の学習といった複雑な課題を実行することが可能です。

ここで説明した、「並列構造のネットワークは自己組織化による関係性の学習に適していて、階層構造のネットワークは教師信号を活用したパターンやルールの学習に適している」という知見は、後の自閉症モデルのなかで非常に重要な意味をもってきますので、ぜひ覚えておいていただきたいと思います。

(3) コネクショニスト・モデルの優位点

最後に、コネクショニスト・モデルを心理学に応用する場合の、他のアプローチに対する優位点についてまとめておきましょう。

・ニューロンの動作に似たユニットを使ったシミュレーションを行なうため、実際の脳のしくみや動作原理との親和性があります。(ただし、あくまで本質をつかむためのモデルであり、脳の完全なコピーを作ることを目指すものではありません。)

・ネットワークは試行を繰り返すなかで徐々に学習していくという性質をもっているため、学習や発達といった時系列の変化を扱うことができます。これは、いわゆるボックス・アローモデルと言われる、いくつかの機能モジュールを矢印でつないだ認知モデルが発達や学習による変化をうまく説明できないのとは対照的です。

・実際にシミュレーションに基づく実験ができるため、理論を思弁的に構築するだけでなく、仮説の妥当性を検証したり、シミュレーションの結果予想もしなかった新たな発見を得たりすることができます。

ヒトや動物の脳を直接扱う脳神経学的アプローチと比較しても、以下のような優位な点があります。

・ヒトや動物への負担がなく、倫理面からの問題がありません。

・ネットワークの結合を切ったり、ある処理層を破壊したりすると何が起こるかといった損傷実験を容易に行なうことができます。これは、自閉症などの障害の研究という観点からは非常に重要なポイントだと言えます。

・生物の実際の成長や学習を待つ必要がありませんから、学習や発達の研究が短時間でできます。

・シミュレーションでは、遺伝や環境などの外部の要因に撹乱されません。

もちろん、コネクショニスト・モデルによるアプローチが万能だというわけではありませんが、右のさまざまな特長からは、自閉症の理論モデルの構築にとって有利なアプローチであることが確認できるでしょう。

8　ここまでのまとめ

ノイマン型コンピュータをモデルにヒトの知性、脳の情報処理を解明しようとした「古い人工知能研究」は、現実世界に出ようとした途端、フレーム問題をはじめとするさまざまな困難に直面し、停滞しました。

　フレーム問題に対する一つの解決策となったのが、ギブソン理論（いわゆるアフォーダンス理論）でした。脳の中にバーチャルな世界を構築することなく、環境との相互作用によって環境をダイレクトに知覚するというギブソンの知覚モデルは、私たちの知性が環境と関わる「からだ」なしには存在しえないこと、私たちが知性と呼んでいるものの本質は、環境との相互作用から学習し、環境のもつリソース（アフォーダンス）を適切に知覚し活用する能力にあることを示しました。

　新しい人工知能、すなわちギブソン理論に基づく「からだ」をもった「ロボット」は、環境から自ら学ぶ、という能力を実装する必要がありました。そのために注目されたのが、神経生理学的な脳のネットワークをモデルに考案された「コネクショニスト・モデル」でした。

　古い人工知能研究の基盤である「古典的計算主義」が、近代科学が脈々と受け継いでいた、複雑な全体を単純な部分に分解してその原理を探ろうとするトップダウン的、還元主義的アプローチであったのに対し、シンプルな脳細胞のモデルから始めて複雑な認知の本質をシミュレーションによって解明しようというコネクショニスト・モデルは、ボトムアップ的、創発的アプローチであると言えます。

　脳という存在が、還元主義的アプローチでは解明がきわめて難しい「複雑系」である以上、その脳に迫るために最適なアプローチはモデルを使ったシミュレーション、すなわちコネクショニスト・モデルにあると理解できます。

　ひるがえって自閉症の問題を考えるとき、その理論モデルを構築するにあたってのあらゆる困難の出発点は、自閉症が脳の障害であり、かつ発達にともなって症状が明らかになってくる「発達障害」

でもある、という点にあったということに気づきます。

自閉症児者が障害をもつと考えられる「脳」は、従来の還元主義的アプローチの通用しない「複雑系」でした。そして、複雑系である脳が時系列にそって変化するという「発達」という側面を解明するためには、人工知能研究をはじめとする認知科学が経験したパラダイム・シフトを、自閉症研究においても受け入れなければならないでしょう。そして、いまこそがその時期だと言えます。

次章から、いよいよ本格的に自閉症理論の解明に入ります。

第3章　従来の自閉症モデルの問題点

1　自閉症理論の四つの大きな流れ

これまでの自閉症論では、自閉症の理論モデルについてどのような立場をとっていたのでしょうか。ここでは、現在においても一定以上の影響力をもつ立場を、大きく四つの流れとして整理してみたいと思います。

（1）精神分析的アプローチ
（2）実践主義的アプローチ
（3）行動主義的アプローチ
（4）認知心理学的アプローチ

（1） 精神分析的アプローチ

カナー、ベッテルハイムらに代表される初期の自閉症論は、フロイトの流れをくむ精神分析的アプローチによって研究されました。

当時の精神分析的アプローチでは、自閉症を親の愛情不足・精神的虐待からくる社会への関与や愛情表現の抑圧による後天的な情緒障害としてとらえていました。そして、この前提に基づいて、母親からの隔離、絶対受容、プレイセラピーといった治療的働きかけが「理論的に」導かれたのです。つまり、当時の精神分析的アプローチにおいては、自閉症がどのように引き起こされているかについて一定の理論的モデルをもっており、そこから療育のやり方を導くという「理論から実践へ」という一貫した流れが存在していたといえます。

ただ、自閉症を子育て態度などの環境要因に基づく情緒障害であるととらえる前提そのものに誤りがあったため、構築された理論も、そこから導かれた治療法も、実際の自閉症児者の理解や治療に効果を上げることはできませんでした。

現在でも、一部の療育施設などで療育技法としての絶対受容やプレイセラピーといった治療的アプローチは継承されていますが、自閉症をこうした古典的な精神分析的理論モデルで理解しようという立場をとる研究者はほとんどいなくなっています。

（2） 実践主義的アプローチ

現在、自閉症療育の主流の一つとなっているＴＥＡＣＣＨプログラムは、ノースカロライナ大学の故エリック・ショプラー教授によって創始されました。

あまり知られていないことですが、ショプラーが師事したのは、「冷蔵庫マザー」などの用語に代表される自閉症心因説で悪評高いベッテルハイムでした。ただ、ショプラーははじめに精神分析理論ありきで自閉症を解釈しようとするベッテルハイム説に疑問をもち、袂を分かちます。そして、精神分析的な自閉症の理論モデルから離れて、実際に自閉症と実践的に関わるなかで自閉症を理解し、治療的取り組みを進めていこうという立場を鮮明にします。このような、あくまでも現場での実践を重視する取り組みから生まれたのがＴＥＡＣＣＨプログラムなのです。

もちろんＴＥＡＣＣＨにも、自閉症はどんな障害であるのかといった問題に対して、一定の立場はあります。ただそれは、かつてラターが提唱したような、「脳の何らかの損傷に起因する認知的困難」といった弱い認知心理学的立場にとどまっており、ＴＥＡＣＣＨならではの自閉症の理論的モデルを構築し、そこから自閉症を説明していこうという積極的な動きは弱いと言っていいでしょう。これは、そもそもＴＥＡＣＣＨが、現場よりも理論を重視するような精神分析的アプローチに反対し、そのアンチテーゼとして生まれてきた「実践主義的アプローチ」である以上、むしろ当然のことだといえます。ＴＥＡＣＣＨにとっては、実践のなかで自閉症児者の生活の質を引き上げることこそが重要なのであって、机上で理論モデルを作って自閉症を「枠にはめる」ことは、どちらかといえば意図的に避けてきたことであるのかもしれません。

したがって、TEACCHに代表されるような実践主義的アプローチにおいては、自閉症の理論的モデルは必ずしも明確ではありません。

(3) 行動主義的アプローチ

ABA(応用行動分析学)に代表される行動主義的アプローチにおいては、自閉症児者の脳の中で何が起こっているのかについては、直接観察できず直接操作できない以上、そこには関与しないという立場をとります。行動主義というのは、私たちが一般に「内面的」ととらえているような心的側面についても、実際に目で見える(観察できる)行動のレベルのみから理解すべきであり、それ以上の「内面的概念」を想定して議論するのは科学的ではない(つまり心理学で扱ってはいけない)、という考え方なのです。

このように考えた場合、自閉症という障害も、(発話や社会的行動といった)発現すべき行動がまだ発現していない、あるいは(パニックや自傷といった)好ましくない行動が学習されてしまっているといった「修正すべき行動上の問題が複合的に存在している状態」として理解されることになります。そして、これらの行動上の問題を修正するために、強化、消去、シェイピングといった行動理論に基づく各種の働きかけが行なわれるわけです。

つまり、自閉症に対する行動主義的アプローチにおいては「行動理論」がすべてであり、あえてそれ以外の「自閉症の理論的モデル」を作る必然性はないのです。もちろん、自閉症児者は行動の般化が難しいとか、視覚的刺激を活用すると学習の効率が高いといった行動修正における特性は考慮されます。でも、自閉症児者の学習にはなぜそういった特性があるのかといった仮説を立てることは、基本的にありません。なぜなら、それらの「なぜ」に答えるために自閉症の脳（あるいは認知）にはこんな障害があるはずだ、という仮定をおくことは、とりもなおさず、行動主義心理学が否定する「皮膚の内側（目に見えない内的過程）にたいして新たな概念を設定すること」に他ならないからです。

つまり、行動主義的アプローチにおいては、自閉症の内的な理論的モデルを構築することは、関心がないどころかむしろ積極的に避けられている、と言えるのではないかと思います。ＡＢＡの出自である「行動分析学」は、特にこのような意味での厳密さにこだわる行動主義心理学ですので、行動主義的アプローチから自閉症の理論モデルが生まれることは、今後も考えにくいと言っていいと思います。

（４）　認知心理学的アプローチ

バロン＝コーエンらの「心の理論」説や、ハッペの「中枢性統合障害」説に代表される自閉症への認知心理学的アプローチは、先に説明した三つのアプローチよりも、比較的新しい自閉症研究の流れだと言えます。

認知心理学は、心理学の研究範囲を観察可能な行動から語れることだけに限定しようとした行動主義心理学への反動として生まれてきた歴史があり、ヒトの脳の「内的過程」にこそ研究の目を向け、そこにさまざまな情報処理モデルを仮定してその実在性を実験によって確かめていこうという立場をとる心理学です。

ですから、このアプローチから生まれる説は、いずれも自閉症がどのような障害であるのかについて何らかの理論的モデルをもっており、そのモデルが正しいかどうかを自閉症児者を被験者とする実験によって確かめようとしています。

つまり、認知心理学的アプローチの台頭は、精神分析的アプローチが廃れてから久しく途絶えていた、自閉症を理論的モデルによって理解しようという流れが再び生まれてきているということを意味しています。しかもその理論的モデルは、かつての精神分析的アプローチのような机上の理論ではなく、それを実験によって検証しようという志向をもっているという点において、より実証的なものになっていると言えるでしょう。

このように、認知心理学的アプローチは、私たちが自閉症をよりよく理解するために重要なヒントを提供してくれる将来的な可能性をもった重要な動きであると評価することができます。

では、現在の認知心理学的アプローチは、療育の実践の場を含めた自閉症論の世界で、大きな存在になってきているのでしょうか？

残念ながら、そうはなっていません。それどころか、療育の実践面においては、これらの認知心理学的アプローチはほとんど無視されているに近い状態であり、いまだに「よそもの」扱いされている、というのが実態でしょう。

実は、そのような扱いをされているのには理由があります。そしてそれは、これまでの認知心理学的アプローチの本質的な限界が表面化したものだととらえることができるのです。

2　これまでの認知心理学的アプローチの問題点

「心の理論」説に代表される、自閉症への認知心理学的アプローチは、ときに鮮やかな実験結果が出てくることもあり、知的好奇心をくすぐる魅力的な方法論に映ります。ところが、現場で療育に関わっている実践家の多くは、こういった認知心理学的な研究に無関心、あるいは批判的であることが多いようです。

それは、なぜでしょうか？

その理由は簡単に言えば「使えないから」ではないかと思われます。

自閉症の原因は「心の理論」に障害があることです、と説明したところで、それは「では、なぜ心の理論に障害があるのか」という説明にはなっていませんから、今度は「心の理論に障害があることの原因」を解明する必要が生じます。つまり、問題が脳の中に一歩踏み込んだだけであって、本質的な原因の究明には程遠いと言わざるをえないのです。

このジレンマを解決するためには、脳の中に一歩踏み込んだ仮説を、さらにもう一歩、もう一歩とより単純で根源的なものに還元していくことを繰り返すしかありません。たとえて言うならば、目に見える物体から、分子、原子、クォークといった形でどんどん細分化していって、「物質とは何か?」という問いに答えようとする働きかけに似ています。

ところが、このような還元主義的な認知心理学のアプローチには、二重の意味での困難が立ちはだかります。どちらもきわめて本質的な問題であり、容易には解決できません。

第一の困難とは、このアプローチで研究を進めていくためには、直接見たりさわったりできない「脳の中の情報処理」に、どんどん深く潜っていかなければならない、という点にあります。

自閉症の症状なら目に見えますが、「心の理論」になった瞬間に、もう直接「見る」ことはできなくなり、私たちができるのは、「心の理論」の発達度合いを診断できるだろうと予想されるテストを行なうことだけになります。そして、そこからさらに深く潜る、つまりより還元的な情報処理過程を研究しようとすればするほど、それを実験するためのテストを工夫することがどんどん困難になっていきます。つまり、このようなアプローチで自閉症の障害のモデルを作ろうとしても、実験やテストで「手が届く」範囲には限界があり、そこから先は、深めようとすればするほど、空想の世界、机上の空論に入っていかざるをえなくなるのです。

さらに第二の困難として指摘できるのは、「心の理論」仮説のような、脳の情報処理をモジュールの組み合わせとしてとらえ、そのモジュールの機能を分解していけば(還元していけば)脳の情報処理の詳細にたどりつける、という考え方(脳の情報処理モデル)自体が、考え方として不適切である可能性があるということです。

バロン＝コーエンが、自著『自閉症とマインド・ブラインドネス』で示している「心の理論」モデルに基づき、これらの本質的な問題がどのように実際に現われているのかを見ていきたいと思います。

（1） 深く潜っていくことの限界

まず、「深く潜っていくことの限界」についてです。

コーエンは、この本のなかで、「心の理論」という情報処理を実現するための認知モデルとして、四つのサブモジュールから構成される「心の理論モデル」を示しています。それによると、それぞれのサブモジュールは図9のような機能をもっているとされています。

一見して分かるとおり、これらのサブモジュールは、それぞれ非常に高度な情報処理を担当しており、内部に複雑な処理機構をもっていることは明らかです。ですから、本当に自閉症の情報処理のエラーとはどんなものかを解明するためには、この四つのサブモジュールの段階にとどまらず、さらにこれらを細分化した「サブ・サブモジュール」、「サブ・サブ・サブモジュール」というように、どんどんこれらのモジュールを解体していかなければならないことになります。

ところがその一方で、もうこの四つのサブモジュールの段階でさえ、それぞれのモジュールや情報の流れが本当に実在すると言えるのか、あるいはそれぞれのモジュールがどの程度障害されているのか、といったことを具体的に実験やテストで確認することは相当に困難になっています。仮に何らかの実験方法を考案して、仮説を支持するような結果が出たとしても、「深く潜れ」ば潜るほど、それ

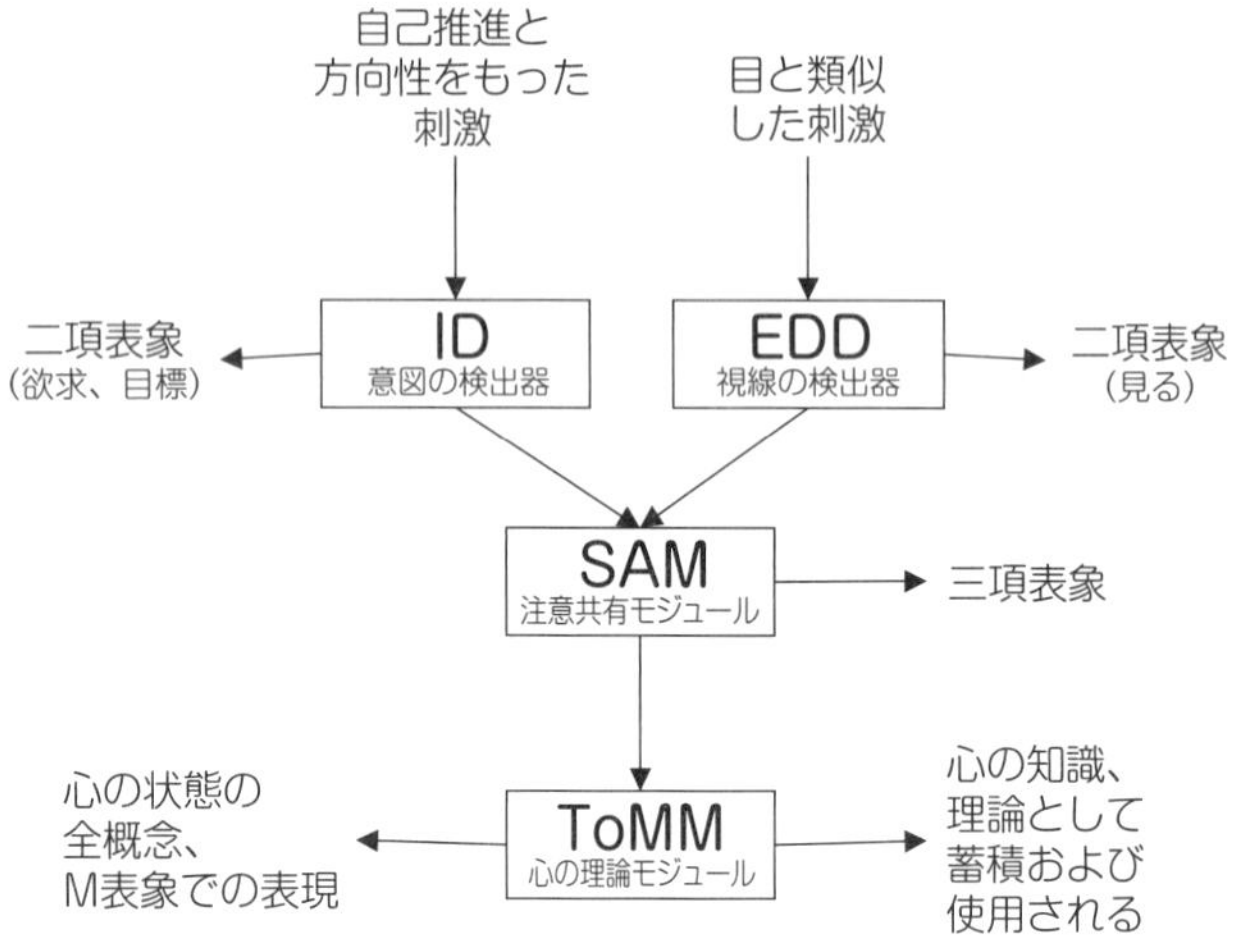

図9　バロン＝コーエンの「心の理論モデル」（サイモン・バロン＝コーエン『自閉症とマインド・ブラインドネス』青土社　2002年　p. 67　図4・1をもとに作成）

らの実験結果はさまざまな別の解釈が可能なものとなり、モデルが実在性を証明することはきわめて難しくなっていくでしょう。

（2）モデル構築の方法論に対する疑問

次に、モデル構築の方法論そのものに対する疑問についても考えてみましょう。

自閉症のさまざまな症状を説明する一つのモデルとして「心の理論障害」という仮説を設定する。これは、（真偽はおくとして）複雑な症状を一つの仮説にまとめる、という「理論の単純化」の方向性をもちますが、実はそれと同時に、これまで存在しなかった「心の理論」という新たな概念を導入することによる「理論の複雑化」という方向性をあわせ持っています。

「節約の原理」あるいは「オッカムのカミソ

リ」という考え方があります。これは、ある理論（仮説）が優れているかどうかは、どれだけ少ない概念でより多くの現象を説明できるかという観点から判断できる、という考え方です。逆に言うと、概念ばかりが多くて説明できる現象が少ない理論は、理論としては失格だということを意味しています。

これも、物理学の歴史を例にとると分かりやすいでしょう。

ニュートン以前は、「リンゴが木から落ちる」ことと「月が空から落ちてこない」ことは異なった現象であるとして、別々の理論で説明されていました。

それに対し、ニュートンは万有引力の法則によって、これら二つの現象を一つの理論で説明することに成功しました。つまり、より少ない概念（理論）でより多くの現象を説明できる、より優れた理論が登場したわけです。結果、旧来の知見は捨て去られ、ニュートン物理学はその後長きにわたって君臨しました。

このような節約の原理という観点から、再び「心の理論モデル」を見てみましょう。

「心の理論障害」という一つの概念にまとまってそれなりに単純な理論で説明できたかに見えた自閉症の姿は、このモデルにおいてさらに四つのサブモジュールに分解されてしまいました。四つのサブモジュールそれぞれが新しい概念だと言えますから、そもそもの出発点である「心の理論」という概念と合わせると、これだけで五つの概念が新たに導入されていることになります。しかも、これらの数多くの概念は、結局「心の理論障害」という最初の概念を部分的に言い換えているに過ぎず、導入された概念の数は増えているのに説明できる現象はほとんど増えていない、ということに気づきます。

このモデルをさらに深く掘り下げるために、それぞれのサブモジュールをどんどん分解していったとしたらどうでしょう？　その結果は、サブモジュールの数、つまり心の理論という「脳の情報処理」を説明するために設定される概念の数が爆発的に増える一方、そこから説明できる現象は、やはり究極的には最初に設定された「心の理論障害」だけである、といった状態になるのではないでしょうか。

理論を深めようとすればするほど、節約の原理から見ればその理論の価値がどんどん落ちてしまう（最後にはおそらく、ほとんど無意味な同語反復になる）というジレンマから、おそらくこの「心の理論」説は逃れることができません。

これらの問題は、「知的能力の高いアスペルガー症候群の子どもは、心の理論課題を解いてしまう」とか、「心の理論課題を学習させるトレーニングをしても、自閉症児の問題が解決しない」といった問題よりもはるかに本質的で、解決困難な問題です。

自閉症への認知心理学的アプローチには、「心の理論」仮説以外にも中枢性統合障害説、あるいは実行機能障害説、ワーキングメモリ障害説などさまざまありますが、どれもほぼ同様に、モデルを精緻にしようとすればするほどモデルが複雑かつ検証不能になっていくというジレンマを抱えています。

このような状況を目の当たりにして、自閉症の療育を現に実践している臨床家からは、これらの認知心理学的アプローチは「使えない学者のお遊び」として冷淡な扱いを受けているのでしょう。そして、認知心理学の側に立つ人間にとってすら、このような取り組みが始まってまだ歴史が浅いにもかかわらず、拭いがたい停滞感、挫折感が漂っているように思われてなりません。

3　解決の糸口はどこに？

これらの問題は、一見本質的で避けがたいものに見えます。

この問題から逃れるための従来の選択肢は二つでした。一つは、問題は要は「脳の中」に入っていこうとしたことにあるのだから、それを止めてしまって目に見える行動だけから自閉症をとらえよう、という考え方で、こちらの道を選ぶと「行動主義的アプローチ」に戻ってしまいます。もう一つは、このような理論は結局自閉症という障害をただ概念を増やしてややこしくしているだけだから、理論には頼るべきではないという考え方で、こちらを選ぶと「実践主義的アプローチ」になってしまいます。どちらにしても、本来認知心理学的アプローチがもっていた、自閉症の理論を構築しようという意欲的な目標を諦めるしかないように思われます。

(1)　還元主義の停滞再び

本当に、この二つの道しかないのでしょうか？

ここで思い出していただきたいのが、いま指摘したような「自閉症への認知心理学的アプローチの当初の成功と、それを深めようとした結果としての複雑さの爆発、研究の停滞」というストーリーは、すでに本書の別の部分で登場しているということです。

そうです、前半で詳しく書いてきた、「古い人工知能研究」が経験した歴史と、自閉症への認知心理学的アプローチがたどりつつある道が、きわめて似ているのです。

ここでようやく、本書の前半と自閉症研究の問題点とが密接につながりました。

脳の情報処理をモジュールのような形で理解し、そのモジュールが動くアルゴリズムとそのモジュールが扱っているデータの構造を理解しようという、自閉症に対するこれまでの認知心理学的アプローチは、人工知能研究でいうところの「古典的計算主義」の考え方に通じるものがあります。そして、このように「自閉症の症状」という表に現われている現象を出発点に、そこから脳の情報処理をどんどん細分化して自閉症の本質に迫ろうという考え方は、古典的計算主義のもつトップダウン的・還元主義的アプローチそのものです。

つまり、従来の自閉症に対する認知心理学的アプローチは、「自閉症の脳の障害」というテーマに対して、① 古典的計算主義に基づく、② トップダウン的・還元主義的アプローチで、迫ろうとする試みだったと言うことができます。

このように整理すると、なぜこのチャレンジがあっという間に困難に直面し、停滞してしまったのかが、すんなりと理解できるようになります。そもそも、研究の対象が「脳」であることから、本来は次の二点を考慮した研究アプローチをとるべきだったのです。

①´脳はコンピュータとはまったく異なる動作原理に基づいて情報処理を行なっているので、脳をコンピュータに似たものだと考える「古典的計算主義」ではなく、脳の神経生理学的知見をモデルにした「コネクショニズム」に基づいた理論的モデルを採用すべきでしょう。確かに、高度な思考や論理的思考であれば古典的計算主義モデルでも扱えますが、自閉症の本質はそんな高次の認知レベルではなく、もっと根幹的なものであると考えられます。

②´脳は典型的な「複雑系」であるため、トップダウン的・還元主義的アプローチでは、システムを理解することは絶望的です。コンピュータ・シミュレーションを活用した、ボトムアップ的・創発的アプローチこそが必要とされます。

(2) 新しい自閉症の理解へ

針路を向けるべき方向は、いまや明らかです。

自閉症の脳の本質に迫り、説得力のある理論的モデルを構築するためには、「従来型の認知心理学的アプローチ」を含む、これまでのすべての方法論は力不足でした。

でも私たちは、コネクショニズムをコンパスに、コンピュータ・シミュレーションをエンジンにした新しい船を手に入れました。そしてこの船は、ギブソン理論という港から大量の物資を詰め込み、いままさに大海に出て行こうとしています。

本書がこれから描き出す新しい自閉症理論の世界が、本当に新たな大海を開拓するものになっているのか、あるいはそうではないのかについては、一緒に「船」に乗り込んでくださる読者の皆さんの判断にお任せしたいと思います。

ともあれ、準備はすべて整いました。いよいよ船は出港します。

第4章　新しい自閉症のモデル

1　自閉症の四つのパラドックス

新しい自閉症のモデルの出発点となるアイデアは、コネクショニズムの研究のなかでは以前から指摘されていたにもかかわらず、ほとんどの自閉症研究者の目にとまらずにこれまで埋没していたものです。まずはそこから始めたいと思います。

この知見は、エルマンによって最初に述べられたもので、シュピッツァー『脳　回路網のなかの精神』（2001年）でも分かりやすく読むことができますが、ここでは問題の本質がコンパクトに指摘されている記述として、『認知過程のシミュレーション入門』（2005年）からの引用を示します。

自閉症では、a_1抽象能力の低下と、a_2個別的で単純な知識をよく記憶しているという独特な症状が観察されている。他方、b_1いくつかの大脳領域で神経細胞の密度が薄くなっている。しかし、驚くことに、b_2学習と記憶に不可欠な海馬や扁桃核や嗅脳などの領域では、神経細胞の密度が濃くなっている。これら4要件のうちで、a_1とa_2は矛盾しているように思われる。b_1とb_2はまったく矛盾している。このような矛盾を、どのように要件を関係づけてみると解決できるだろうか？　もちろん実験的に究明したいのだが、どのような変数を設定して、どのように操作したら適切なのか、さっぱり見当がつかない。このようなときにこそシミュレーションが必要になり、有効である。

学習（learning）と言うときには、経験したデータから変数間の関係をできるだけ正確に読み取ることができる抽出（abstraction）の能力を意味する。同時に、その関係を新しいデータに応用することができる一般化（generalization）の能力も意味している。自閉症が表わしているa_1とa_2の矛盾は、抽出の能力は現われているが、一般化の能力が現われていないと考えると、かなり理解しやすくなる。シミュレーションの結果によると、驚くことに、情報量が適度に限定されていることが、一般化が可能になるための必要条件だった。過大または過小の情報量を与えられたときは、一般化の能力が損傷されてしまうのである。そうだとすれば、b_1なのにb_2だという矛盾こそが、自閉症を形成している中核の問題ではないかと見当がついてくる。つまり、一方の領域では、神経細胞の密度が薄くなって情報処理能力が低下している。ところが、他方の領域では、神経細胞の密度が濃くなって処理情報が増大している。このようなアンバランスが、一般化する能力を阻害しているのではないかと考えられる。そうならば、自閉症に実践的に働きかけるときは、関与させる情報量をできるだけ小さくして、繰り返しフィードバックを与えて、処理能力の活性化と増強を促進してゆくことが必要な心得になると理解できる。

（初版23～24ページ、ただしabstractionの訳語を「抽象化」から「抽出」に変更）

上記は教科書的で難解ですので、詳しく解説していきたいと思います。

ここでは、自閉症に関する一見矛盾する二つの事象（パラドックス）と、それに対するコネクショニズムの立場からの理解が示されています。

・「自閉症児は抽象的な理解などの能力は劣っているのに、細かい記憶などは優れていることがある」という問題。（パラドックス①）

・「自閉症児の大脳のある領域では神経細胞の密度が薄くなっているが、海馬や扁桃核のような『学習・記憶』に関わる部位はむしろニューロンの密度が濃くなっている場合がある」という問題。（パラドックス②）

私はここに、あと二つの矛盾するように見える事象を追加し、「自閉症の四つのパラドックス」として問題提起したいと思います。

・「自閉症児の多くが『ことば』に致命的な遅れをもつ一方で、アスペルガー症候群の子どもにはことばの遅れが少ない。にもかかわらず他の多くの特徴により、両者を連続する『自閉症スペクトラム』として理解することができる」という問題。（パラドックス③）

・「自閉症児の多くは発達の途中まで一見『正常』に育つのに、ある時点からことばや社会適応性

が急に伸びなくなる。むしろ退行することもあり、『折れ線現象』と呼ばれる」という問題。（パラドックス④）

なぜ、これら矛盾する事象を重視するのでしょうか？

それは、仮説モデルの妥当性の有無が最も端的に現われる問題だからです。ある現象を大まかに説明できる仮説というのは、実はいくらでも作ることができます。でも、現象の本質をとらえていない未熟な仮説は、多くの場合、その現象が内包する矛盾（していると見える事象）を説明することができません。そんなときにはたいてい、強引に新しい概念が導入されてつじつまが合わせられます。

逆に言えば、さまざまなパラドックスを一つのモデルで「矛盾なく」シンプルに説明できる仮説があるとすれば、その仮説の妥当性は高いと推論できます。これは、先に触れた「節約の原理」にも通じる考え方です。

ですから、もしもこの四つのパラドックスをすべて一つのモデルで説明できるような仮説があったとすれば、その仮説が自閉症をうまく説明している可能性はかなり高いだろう、と考えられるわけです。これが、新しい自閉症のモデルを考えるための出発点です。

2 「抽出」と「一般化」

この仮説では、「学習」というやや広い概念を、「抽出」と「一般化」という二つの能力に分解して理解します。

この二つの能力の切り分けも単なる机上の概念として設定されたものではなく、実際にコネクショニスト・モデルとして動作し、環境から学ぶことのできる学習モデルがどのような機能をもっているかという洞察に基づいて設定されています。

まずは、この「抽出」「一般化」とは何かということから説明していきましょう。

（1）「抽出」の働き、「一般化」の働き

「抽出」とは、環境との関わりのなかで生起する個別の事象を、脳内の情報処理で扱えるような「情報」に変換し、蓄積*することを指します。環境について学ぶ、あるいはルールを見つけるため

*ここで「蓄積」と言うと、私たちはどうしても脳の中にハードディスクやメモリーカードのような、コンピュータ的なデータ保存場所があって、そこに倉庫の中に荷物を置くようにデータを並べることをイメージしてしまいがちです。今回の仮説で使用しているモデルは単純化されているため、そのように理解しても仮説を読み誤ることは必ずしもないようになっていますが、実はこのようなイメージをもってしまうと、イメージされるモデルが「古い人工知能」のものに戻ってしまっていることになります。繰り返しになりますが、実際には、コネクショニスト・モデルにおける「抽出された情報」は、ネットワークの反応傾向の変化として保持されます。

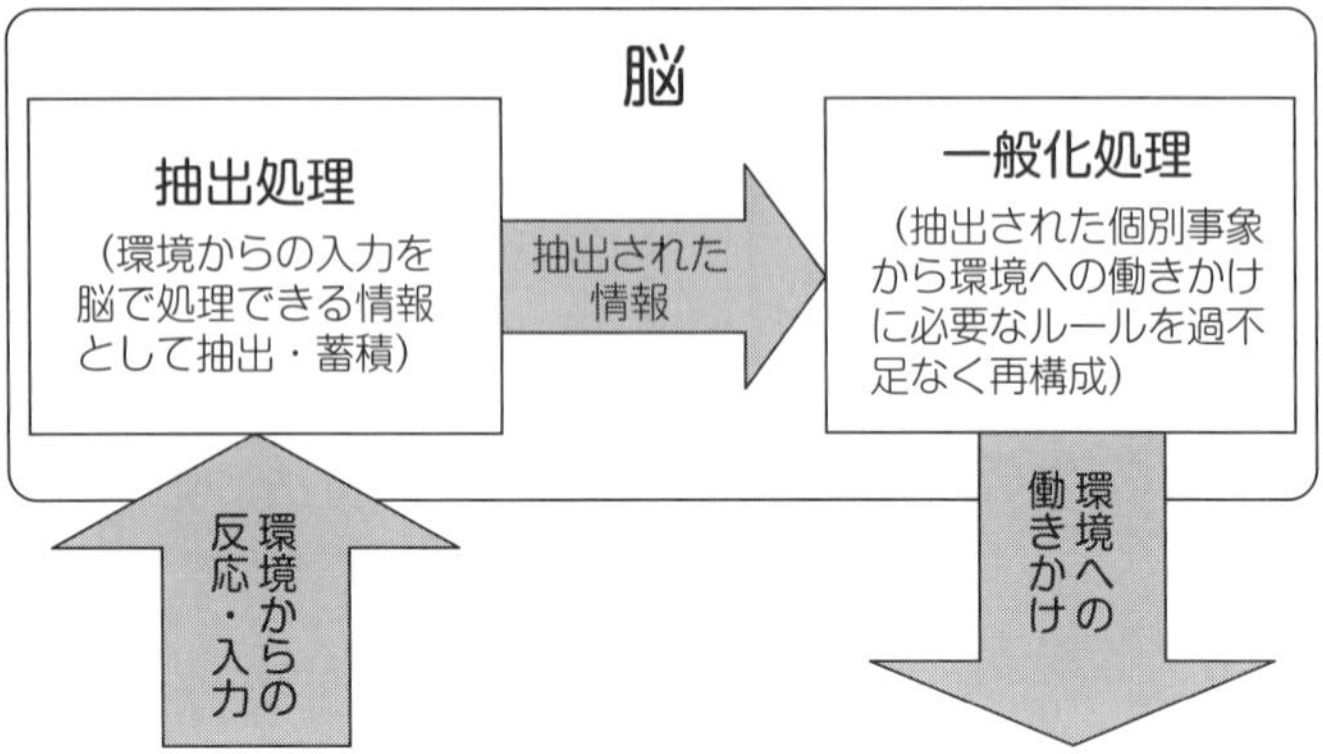

図10　抽出と一般化

には、環境について経験されたいろいろな情報があらかじめ個別に蓄積され、いつでも取り出せるようになっている必要があります。そのような、経験された事象についての情報を蓄積するのが、「抽出処理」の役割です。

本書の前半で説明したコネクショニスト・モデルで言うと、抽出処理は、教師信号をもたない自己組織化ネットワークによる学習に近いものだと考えることができます。

一方、「一般化」とは、そうやって集まってきた情報を再構成し、環境に働きかけるためのルール（関わり方）を学んでいくことだと言えるでしょう。

集められた環境についての情報は、それだけではばらばらな個別事象であって、しかも過去のことです。それらの情報を意味のある形で再構成し、「こういうときはこう行動する」といった、過去ではなく将来に向かって活用できる一般化されたルールの形で、環境との関わり方を学んでいかなければなりません。このような情報処理を行なうのが、一般化処理の役割だと言えます。

こちらもコネクショニスト・モデルで言うと、階層をもった多層ネットワークによる学習が、一般化処理により強く関わっていると考えられます。

簡単に言えば、抽出とは個別の経験をどんどん蓄積していくこと、一般化とは蓄積された個別の経験から将来に向かって適用できるようなルールを導き出すことを指します。

別の言い方をすると、抽出とは、まったく同じ経験事象に対してネットワークが同じように反応することを学習することであり、一般化とは、似たような（でも同じではない）経験事象に対して、ネットワークが同じように反応することを学習することを指しています。そして、「抽出能力が強い」というのは、数多くの経験事象を個別に学習できることを意味し、「一般化能力が強い」というのは、その数多くの個別の経験事象のなかから、共通部分を過不足なく適切に抜き出して、ルールや典型像（プロトタイプ）を形成する能力が高いことを意味します。

（2） 具体例で考える

ここで、さらに理解を深めるために、抽出・一般化それぞれの役割について、具体的な例で考えてみましょう。たとえば、子どもが名前を呼ばれて振り向く、という一連の行動を学習することを考えてみます。

子どもは、視覚・聴覚その他さまざまな環境から入ってくる入力（たとえば「Aちゃん」という音声が聞こえること）、それに対する子ども自身の反応（たとえば「振り向く」という行動）、その反応に対するフィードバック（頭をなでてもらえた、おやつがもらえた）などの個別の事象を、それぞれ情報と

して抽出し、脳に蓄積していきます。（抽出処理）

そして、同様の経験を繰り返していくことで、「名前を呼ばれたら、振り向く」というより一般化されたルールを学習し、たとえばまったく初めての環境で、初対面の人に名前を呼ばれても振り向くことができるようになります。（一般化処理）

ではなぜ、「個別」の経験を繰り返すだけで、特に教えられなくても「一般」化されたルールが獲得できるのでしょうか？　これには二つの要因があります。

①　ヘッブの法則

一つは、ヘッブの法則という脳神経科学における古典的法則に関連するものです。ヘッブの法則とは、「同時に活性化されたニューロンの結合は強化され、そうでない結合は弱められる」というとてもシンプルな法則です。これを現実の経験に当てはめてみると、しばしば同時に起こる事象どうしは関係のあるものとして、そうでない事象は無関係のものとして学習される、ということを意味します。これが、一般化処理を可能にするしくみの出発点です。

先ほどの具体例に戻ってみましょう。子どもが名前を呼ばれるときには、実際には「名前を呼ばれる」という事象だけが単独で存在しているわけではありません。たとえば「居間で」「絵本を読んでいるときに」「お母さんが」「手を叩きながら」「名前を呼ぶ」といったように、抽出されうる事象は、名前が呼ばれること以外にもたくさん起こっています。

ここで、「同時に起こったことは関連付けられる」という法則をそのまま適用すると、子どもはこのすべての個別事象と「振り返る」という行動を、関連のあることとして学習することになります。この段階では、名前を呼ばれたら振り返るという一般化されたルールには全然なりません。

でも、このような個別の経験を何度も繰り返したらどうなるでしょうか？　そうすると、「名前が呼ばれる」こと以外の事象は、経験するたびに違ってくるはずです。つまり、名前が呼ばれることと振り返ることとの組み合わせは非常によく起こるのに対して、特定の人から呼ばれることや居間で呼ばれることと振り返ることの組み合わせが起こる頻度は低めになります。

このような個別事象を繰り返し経験すると、繰り返し同時に起こる事象（ここでは名前を呼ばれること〈音声〉と振り返るという行動）に対応するニューロンのつながりは強化される一方、あまり同時に起こらない事象（ここでは、名前を呼ばれること以外の個別要素と振り返るという行動）に対応するニューロンのつながりは弱められていきます。

その結果、個別の経験を繰り返しているだけなのに、脳ネットワークの関連付けの自己組織化が起こり、脳は誰から教わることもなく、名前を呼ばれたら振り返るという一般化されたルールを獲得することができるわけです。

②「正解」のフィードバック

もう一つは、実は正解・不正解を教えてくれる「教師」がいる、という視点です。

行動理論から解釈すると、「呼ばれたら振り返る」という学習が成立するのは、その行動に報酬がある、つまり強化されているからです。これをコネクショニスト・モデル的に考えると、「呼ばれたら振り返る」という行動には、頭をなでられたりおやつをもらったりという報酬（それにより引き起こされる快の情動）によって、「この行動は正解」という教師信号がフィードバックされていると考えることができます。この「正解」（快の情動）というフィードバックは、「呼ばれたら振り返る」という行動パターンをとったかどうかとはきわめて強い相関がありますが、それ以外のあまり重要でない要素、たとえばどこで呼ばれるかとか誰から呼ばれるかなどとは相関が弱いでしょう（もちろん、そうではないかもしれませんが、その場合は「おじいちゃんに呼ばれたら振り返る～そうするとおやつがもらえる」という、別のタイプの「正しい」ルールを学習するだけです）。その結果、個別経験を繰り返すだけで、余計な事象がそぎ落とされた「呼ばれたら振り返る」というルールの学習が成立しうるわけです。

③ 一般化処理

このような過程を経て、抽出された個別事象から一般的なルールが学習されることを、このモデルでは一般化処理と呼んでいます。一般化は、情報の圧縮であると同時に、情報のクリーニングでもあります。私たちは、個別の経験を一般化することによって、より少ない脳の容量で環境を知覚・学習できるのと同時に、重要でない個別要素を取り払った、より包括的で適応的な「ルール」を自然に習得することができるわけです。

ここで重要なことは、一般化とは単なる単純化ではないということです。たとえば、「呼ばれたら振り返る」というルールは、もう少し子どもが大きくなると「知っている人に呼ばれたら振り返るが、知らない人に呼ばれたら無視する」というより複雑で適応的なルールに置き換えられていくでしょう。

つまり、抽出された個別の事象を再構成して、関係があるものとして取り込む要素が多すぎることも少なすぎることもなく、過不足のない最適な状態でルール化、典型像（プロトタイプ）化がなされる（しかも、その過程は動的で常に更新され続ける）ことが、「一般化がうまく働いている状態」ということになるわけです。そして、この一般化処理がうまく働くために重要なのが、抽出処理との間の処理能力の適正なバランスだということになります。

3　アンバランスが引き起こす障害

ここまでの議論をふまえれば、「抽出」の能力が弱く、情報量が過少であるときに一般化がうまくいかないことは当然に理解できるでしょう。それは簡単に言えば、個々の個別事象の経験が情報として十分に蓄積されず、取り出すことができない状態を意味しています。情報が不十分であれば、その情報から一般化されたルールを導き出せないのは当然のことです。

ここで一瞬、このモデル（簡単に言えば、記憶能力の障害）から自閉症を説明したくなる誘惑に駆られます（実際、記憶の障害で自閉症を説明しようとする仮説もあります）が、冒頭の「個別的な記憶が優れている」「記憶を司る脳領域が発達している」などのパラドックスの問題を解決できませんから、不適切な仮説だと判断せざるをえません。

では、逆のケース、つまり「抽出された情報が多すぎる」と、どうなるのでしょうか？　コネクショニスト・モデルのシミュレーションで、一般化処理を司るネットワークが扱うのに適正な量を超える「多すぎる」情報を与えられると、一般化処理ネットワークがオーバーフロー（処理能力超過による誤った挙動）を起こします。

それによって起こることは、大きく分けて、次の三つのうちのどれかだと考えられます。

（1）過多なルール結合――本来除去すべき「余計な情報」まで組み込んだ状態でルールが形成されてしまうこと。

（2）誤ったルール化――正しくない手がかりに基づいたルール化が起こってしまうこと。

（3）ルール化の失敗――一般化処理ネットワークの安定性が崩壊してルールが学習されず、「なかったこと」になってしまうこと。

これも、先の「名前を呼ばれて振り返る」という例でかみくだいてみましょう。

（1）の「過多なルール結合」とは、たとえば、「居間で」「母親が」名前を呼んだときしか振り返らない、といった状態に相当します。「居間で」とか「母親が」といった、一般化の際に除かれるべき事象まで含めてルールを作るという「過多なルール結合」が起こってしまっているわけです。こうなると、外で名前を呼ばれたり、母親ではなく父親や先生が名前を呼んだりしても振り返りません。これは、一般的な療育のシーンでは「般化の失敗」と呼ばれる状態に対応し、自閉症児の療育においてしばしば直面する問題です。

(2)の「誤ったルール化」が起こった場合、本来最も重要なはずの「名前を呼ばれる」がルールから除外されて、たとえば「手を叩く」ことに対して振り返るという行動が学習され、名前を呼ばれるだけでは何の反応もない、ということが起こります。これも自閉症児の療育においてしばしば見られる問題で、たとえば人を区別するのに、本来参照すべき顔のパーツではなくメガネや服装といった手がかりを参照してしまうとか、課題などをやらせようとしても、教材の関係ない要素(背景とか枠とかゴミなど)にばかり注目して肝心の要素に基づく学習が進まないといったケースと対応します。

(3)の「ルール化の失敗」が起こった場合を考えると、「振り返る」という行動がどの個別要素ともつながらなくなり、学習されずに消えることに対応します。これも、さまざまな行動の学習がきわめて困難だったり、一度習得したはずの行動が容易に消えたりする、自閉症児の般化困難の姿とダブって見えます。

こうやって見ると、一般化処理ネットワークがオーバーフローした場合に起こる挙動と、自閉症児が実際に見せるさまざまな学習上の困難との間に数多くの共通点が見られることが分かります。

以上の考察から、「自閉症とは、抽出処理能力に対して相対的に一般化処理能力が弱いことによって起こる、一般化能力の障害である」という仮説を導くことができそうです。これが、コネクショニスト・モデルの心理学が考える自閉症の理論モデルであり、以後はこの仮説を**一般化障害仮説**と呼ぶことにします。

4　四つのパラドックスを解き明かす

抽出され一般化処理に送り込まれる情報が多すぎることによって一般化に失敗することが自閉症の原因である、という、コネクショニスト・モデルの心理学が考える自閉症の理論モデル、一般化障害仮説は、先の自閉症の四つのパラドックスをすべてシンプルに解決することができます。

（1）　抽出処理能力と一般化処理能力のアンバランス

まずは最初の二つのパラドックスから。

① 自閉症児は抽象的な理解などの能力は劣っているのに、細かい記憶などは優れていることがあるという問題

② 自閉症児の大脳のある領域では神経細胞の密度が薄くなっているが、海馬や扁桃核のような「学習・記憶」に関わる部位はむしろニューロンの密度が濃くなっている場合があるという問題

「抽出される情報が多すぎる」ということは「細かい個別的なことをよく記憶している」ということ

と矛盾しませんし、海馬や扁桃核（記憶や学習に関連する脳領域）が発達していることとも整合性があります。それでいて、自閉症の問題である抽象的な理解（一般化の能力と関連すると考えられます）の障害もきれいに説明できます。

続いて、残る二つのパラドックスについても考えてみます。

③　自閉症児の多くが「ことば」に致命的な遅れをもつ一方で、アスペルガー症候群の子どもにはことばの遅れが少ない。にもかかわらず他の多くの特徴により、両者を連続する「自閉症スペクトラム」として理解することができる、という問題

④　自閉症児の多くは発達の途中まで一見「正常」に育つのに、ある時点からことばや社会適応性が急に伸びなくなる。むしろ退行することもあり、「折れ線現象」と呼ばれるという問題

③に関連する重要なポイントは、この仮説で自閉症の原因と考えられている「抽出される情報量が一般化処理能力に対して多すぎる」というアンバランスが、あくまで相対的なものであるという点です。

つまり、脳にダメージを受けているために「一般化処理」の力が（健常者と比べて）弱いという、**弱い一般化処理のモデル**を考えることもできますし、逆に「抽出処理」を担う脳が発達しすぎて、正常レベルの処理能力をもつ「一般化処理」でも間に合わないという、**強すぎる抽出処理のモデル**を考えることもできるのです。要は、抽出処理能力 ＞ 一般化処理能力というアンバランスこそが自閉症

		「抽出処理＞一般化処理」のアンバランス	
		あり	なし
全体的な脳の情報処理能力	低い	（低機能）自閉症	精神遅滞
	高い	アスペルガー症候群	正常

※この図は、滝川一廣『「こころ」の本質とは何か』ちくま新書（2004年）における自閉症スペクトラムのマトリックスと関連性があります。（セルの中身は同じですが、縦横の次元の命名が異なります。）

図11　自閉症スペクトラム・マトリックス

の本質だと考えているわけです。

そして、前者が典型的なカナー型自閉症、後者が典型的なアスペルガー症候群（高機能自閉症）のモデルだと考えることができるのではないでしょうか。

もちろん抽出処理が強すぎることにせよ、一般化処理が弱いことにせよ、それぞれ正常範囲内から著しく異常な状態まで、あらゆる段階をとる可能性があります。その結果、抽出処理と一般化処理のアンバランスの度合いも、さらには全体としての脳の情報処理能力も、さまざまなレベルをもつことが考えられます。このように、絶対的な脳の情報処理能力の高低と相対的な抽出・一般化処理のアンバランスの現われによって自閉症がさまざまな態様をとることが、「自閉症スペクトラム」なのだと思われます（図11参照）。

（2）一般化処理のオーバーフロー

④の折れ線現象とは、端的には「ことばの折れ線現象」として、一度出た（獲得しかけた）ことばが消えることを指し、さらにはそれとほぼ並行して自閉的傾向・行動が強まり、一種の退行的様相を

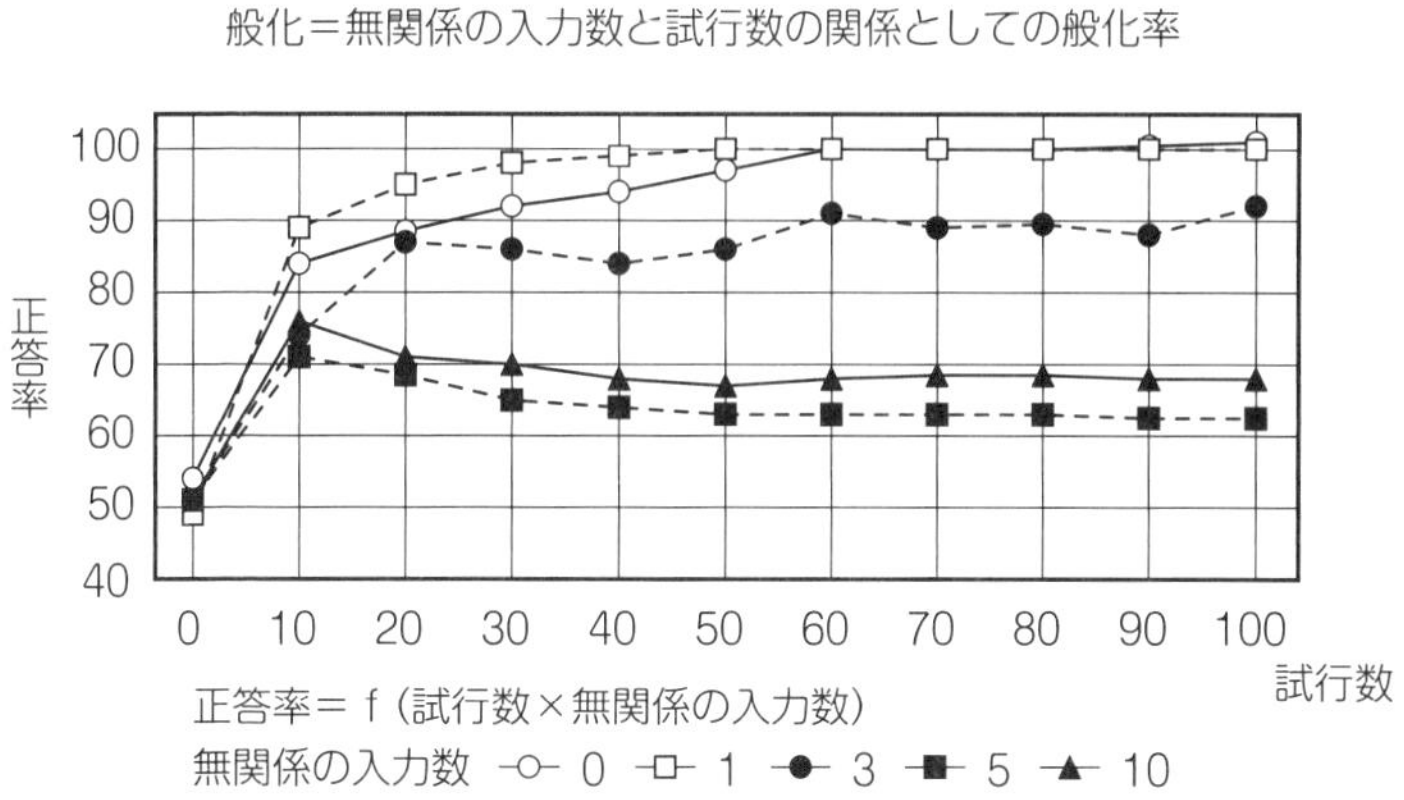

図12　過多なルール結合による般化障害のシミュレーション（深谷澄男『自閉症に働きかける心理学１理論編』北樹出版　2006年　p. 173より）
結果と無関係な抽出情報を大量に与えることによって生じる「過多なルール結合」によって、学習回数を増やしたほうが般化能力が悪くなる「折れ線現象」が起こりうることをシミュレーションしたグラフ。

呈する現象のことを言います。

この現象を少し詳しく見てみると、「ことばがいっとき増えていたのに、だんだん話さなくなった」とか「最初は合っていたモノと名前の対応が合わなくなって、やがてことばが消えていった」といったように、ことばの使用や適応がいったん上がって、それから落ちてくる、という変化を見せていることが分かります。

実は、このような「いったん上がった学習成果が、さらに試行を続けるとむしろ下がってしまう」という現象は、コネクショニスト・モデルのシミュレーションによって再現可能です。

しかもそれは、「抽出∨一般化」というアンバランスによって、一般化処理のオーバーフローが発生したときに起こるのです（図12参照）。

ことばを獲得するためには、非常に高い水準で一般化処理がうまく行なわれる必要があります。「抽出∨一般化」というアンバランス

（一般化処理の弱さ）のあるネットワークで、ことばの獲得のような難しい一般化課題を解こうとした場合、当初は、覚えることばもそれに対応する事象の数も少ないので、弱みをもった一般化処理ネットワークであってもパンクせずにことばの獲得が辛うじて進みます（ことばが増える段階）。ところが、覚えるべきことばの数が増え、事物との対応が複雑になってくると、一般化処理ネットワークがオーバーフローを起こし、おかしな挙動をとり始めます*。

少し前に書いたとおり、この「おかしな挙動」とは、①過多なルール結合、②誤ったルール化、③ルール化の失敗、のいずれかになります。これをことばの学習に当てはめると、③はそのまま「ことばが消える」ことを意味し、①と②はモノとことばの対応が正しくなくなることを意味します。いずれにせよ、子どもはことばが話せなくなるか、話すことばが意味をなさなくなるため、発話は物理的・社会的にも強化されなくなり、結果としてことばが消えていくと考えられます。（ことばが消えていく段階）

＊一時的ではあってもことばを発するためにはある程度の一般化処理能力が必要だということを考えると、ことばの折れ線現象を説明するのにより適切なのは、「強すぎる抽出処理」のモデルだと考えられます。だとすれば、これらのオーバーフローの挙動のうち、より発生しやすいと考えられるのは、①の過多なルール結合であると推測されます。また、折れ線現象を示した自閉症児はその後の発達の過程で再度ことばを獲得するケースも多いのですが、これは発達による一般化能力の処理能力向上によって説明できるでしょう。ただし、その場合であっても、多くの場合、抽出処理との相対的なアンバランスは解消されていないため、後述するような、定型発達とは異なることばの獲得の経緯をたどると考えられます。

この仮説では、折れ線現象という二つの段階をもつ複雑な現象を、ことばが増えていく段階と消えていく段階に別の仮定をおくことなく、一つの学習モデルで説明できるところに強みがあります。そして、このようなことばの折れ線現象とほぼ同時に各種の自閉的症状が強く現われるようになるのも、赤ちゃんとしてのシンプルな環境の中でいったんは成立していた社会的適応状態（脳のネットワークの適応的な反応傾向）が、より複雑な環境にさらされることによって再構成を余儀なくされ、その結果一般化処理がオーバーフローを起こして適応性が崩壊していく過程としてとらえることができるのではないかと思います。

5　環境との相互作用という視点

ここまでは、「新しい認知心理学」のうち、コネクショニズムの視点からの理論モデルを中核にすえて説明してきました。

コネクショニズム自体は、脳での情報処理に主たる関心があります。つまり、コネクショニズムだけをベースに自閉症の理論モデルを語るのであれば、それは結局、自閉症児の脳はどうなっているのかという脳の中についての議論であり、環境との関わりについては必ずしも視界に入ってこないことになります。

しかし、私たちの議論、関心はもちろんそこにとどまっているわけにはいきません。すでに本書の前半で見てきたとおり、私たちの知性は脳の中で完結するものではなく、特に自閉症で問題になる社会性やコミュニケーションの問題は、環境との関わり、相互作用のなかにこそ、その本質があります。

(1) 一般化障害仮説を拡張する

ここで登場するのが、もう一つの新しい心理学の視点であるギブソン理論です。ここからは、コネクショニスト・モデルが示した自閉症の脳の理論モデルの考え方に、環境との相互作用こそが知性の本質であるというギブソン理論の主張をも織り込み、療育への応用にもつながるような形でこの一般化障害仮説を拡張していきたいと思います。

まずは図13をご覧ください。

これが、環境との相互作用の重要性にも着目し、拡張された一般化障害仮説の全体像です。この図は健常者の状態を表わしています。

図の真ん中に、大きな一つのサイクル(循環)が存在するのが見て取れると思います。これが「環境とのフィードバック・ループ」であり、ヒトが環境との相互作用を繰り返しながら学習・適応していく過程を表現したものです。環境からのさまざまな「入力」、またヒトの側から環境へのさまざまな「働きかけ」、さらにはその働きかけに対する環境からの「フィードバック」、これらの一連の事象が脳で抽出されて蓄積され、さらに再構成されて一般化されることによって、私たちは環境を知覚し(知り)、環境に対して適切に働きかけていくことができるようになり、さらにそれによってより効率

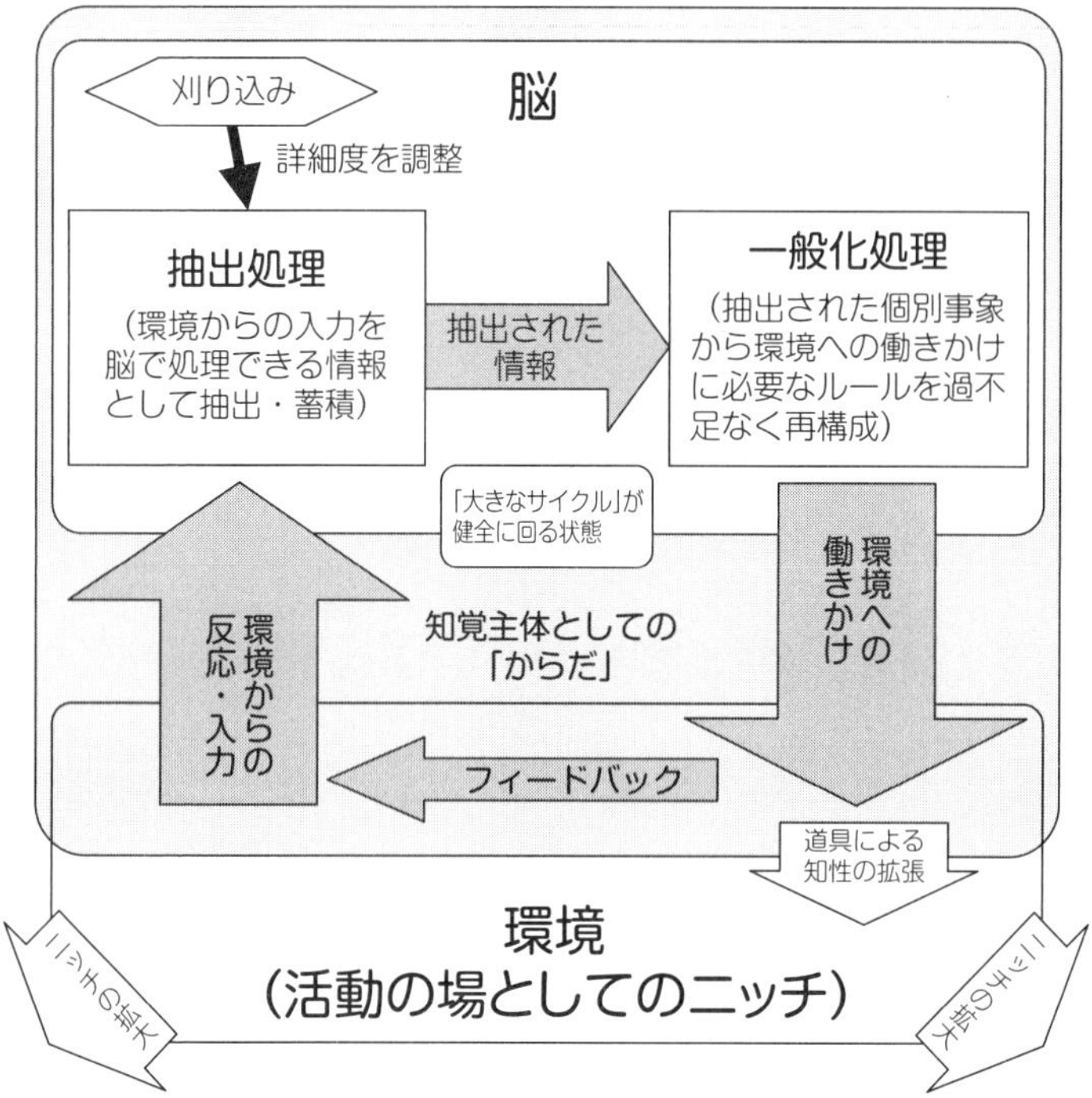

図13　一般化障害仮説　イメージ（健常者の場合）

的に環境から学ぶことができるようになり、社会に適応するための知性を発達させていくと考えられます。これが「大きなサイクル」が健全に回る状態」です。

この環境に働きかけて影響を与え、与えた影響について環境からのフィードバックを受けることの繰り返しこそが知覚であり、この知覚のためには、自らも環境の一部として場を占めているという意味での「からだ」が必要です。つまり、知覚の主体としての「からだ」は、脳や皮膚の中にとどまっているわけではなく、環境の一部にまで拡大した「環境に広がる『わたし』」として存在します。

（2） ギブソン理論との関連

ここで、先に説明したギブソン理論に基づいて、この環境の部分をどう考えるかについて少し詳しく考えてみます。繰り返し述べているとおり、知性の主体としての「わたし」は、皮膚や脳の中にとどまっているわけではなく、環境の中にまで広がっています。

たとえば、三桁のかけ算をすることを考えてみます。私たちは「三桁のかけ算ができますか？」と聞かれれば、はいと答えるでしょう。とはいえ、実際に計算をするときには、紙を使って筆算するか電卓などを使います。何の助けも借りず、純粋に頭の中だけで三桁のかけ算ができる人はまれでしょう。でも、私たちは紙や電卓を使うことで、「三桁のかけ算ができる」という知性を身につけ、環境に適応しています。

見知らぬ町を歩くときに、標識やサインなどを活用するのも同じでしょう。トイレを探していて、案内標識を頼りに発見できたときに、私たちは「トイレを発見できなかった」とは考えません。同様に、近くにいる人に聞いてトイレを見つけたときは、私たちは近くにいる人の知識や、その人とコミュニケーションするためのことばを利用して、トイレを発見するという知性、環境適応を実現していると言えます。

つまり、私たちは道具や標識、周囲の人、ことばといった、環境の側（つまり脳や皮膚の外側）に存在するさまざまなリソース（資源）を取り込むことによって初めて知性を実現し、環境に適応しているのです。このような環境との相互作用、環境の側のリソースの利用を抜きにして知性を語ることは不可能でしょう。ここで「リソース」と呼んでいるものは、ギブソン理論で言う「アフォーダンス」とほぼ同義です。

そして、そのような意味で、活用できるリソースに満ちあふれた、自らが活動できる場としての環境の広がりが、ギブソン理論で言うところの「ニッチ」になります。たとえ物理的な場所や対象物が存在していたとしても、そこに知覚でき、利用できるリソース（アフォーダンス）がない限り、その主体にとってそこは「活動の場＝ニッチ」にはなりません。つまり、ニッチの広がりと豊かさは、それぞれの主体によって異なり、それは環境との相互作用の豊かさ、先のイメージ図における環境とのフィードバック・ループがどのくらい「大きく回っているか」によって決まってくるわけです。

（3）刈り込み機能

ところで、ここで脳の内部のモデルを若干拡張して、すでに説明した抽出処理と一般化処理に加え、抽出処理の処理能力に対する「刈り込み機能」を想定したいと思います。

脳の多くの領域では、いったんニューロンの密度が大きく増大した後、そのかなりの部分を自殺させて「シェイプアップ」する、刈り込みという現象が発達の過程で何度も起こることが分かっています。脳のネットワークを「ニューロン本体」と「ニューロンの配線（シナプス）」に分けて考えると、刈り込みは、ネットワーク形成に役立たなかったニューロンを消すことで、ネットワークの配線を広げるための十分なスペースを確保する、脳の適応プロセスだと考えられます。そして、非常に大ざっぱに言えば、ニューロン本体が増えることは抽出処理の向上に、ネットワークの配線が増えることは一般化処理の向上に、より強い関係があります。

この仮説においては、抽出処理が強大になりすぎない（ニューロン数が増えすぎない）ようにするために刈り込みが行なわれると想定します。つまり、一般化処理とのアンバランスが起こらない適切な処理能力を実現できるよう、抽出処理のためのニューロン数を増やしたり減らしたりしながら微調整している、と考えるわけです。（なお、この部分も、実際の脳のしくみを完璧にコピーするということではなく、脳の情報処理をシンプルにモデル化することを目指したものです。）

6 自閉症の二つのモデル

脳の情報処理の「健常者のモデル」を出発点として、脳への何らかのダメージにより、一般化処理の能力が弱くなってしまった状態を考えてみましょう。

（1）「弱い一般化処理」の自閉症モデル（図14）

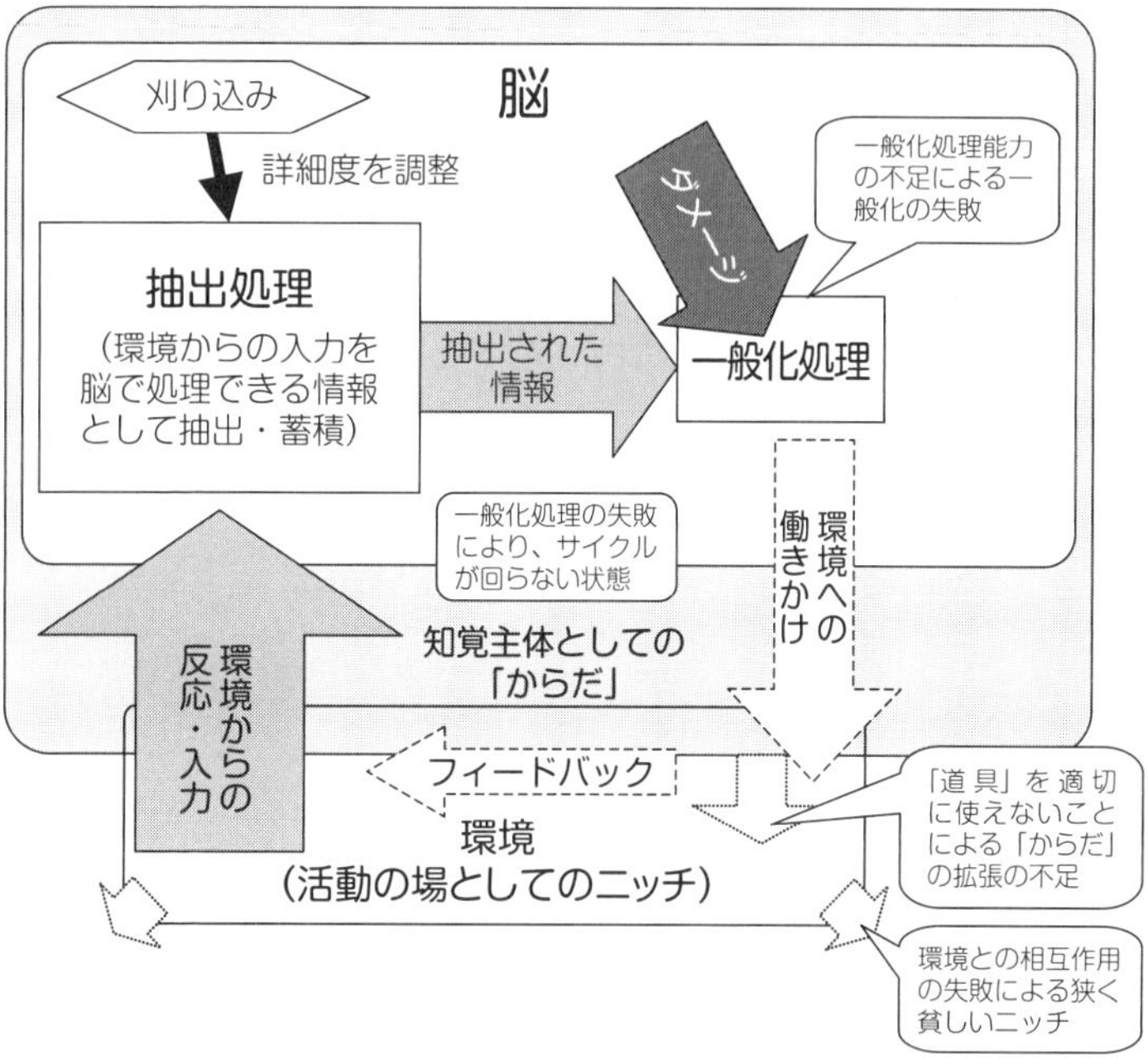

図14　「弱い一般化処理」の自閉症モデル

この状態では、抽出処理の能力は正常範囲内ですが、一般化処理の能力が弱くなっているために、抽出された情報を処理しきれず、相対的に抽出処理された情報が多すぎる状態になります。その結果、一般化処理に障害が発生し、環境に自ら働きかけるための「適切なルール」の学習に失敗するため、環境へ働きかけるスキルに著しい遅れが生じます。（図14の上半分の流れ）

働きかけが不適切である以上、意味のある環境からのフィードバックを受けることもできないため、環境とのフィードバック・ループのサイクルが回らない状態になります。サイクルが回らないということは、「環境を知覚する」スキルが発達せず、環境との適切な「関わり」、相互作用を積み重ねていくことができない状態に陥ります。これが、このモデルにおける自閉症の発症のしくみになります。(図14の中央部分の流れ)

環境との相互作用ができず、そこからリソースを取り出せない状態というのは、意味のある活動ができる「ニッチ」の広がりがきわめて狭くなるということを意味しています。面白いおもちゃも、ことばも、周囲の大人も、それと適切に相互作用できず、リソースとして知覚できなければ、それらは環境に存在しないのと同じです。結果として自閉症児者はきわめて貧しいリソースしかないニッチに隔離され、豊かな環境から断絶した状態に追い込まれます。(図14の最下部の動き)

この「豊かな環境からの断絶」という視点はきわめて重要でしょう。この観点からは、「自閉」症という名称は私たちの世界から解釈したある種の傲慢さにあふれており、当の自閉症児者から見れば、むしろ「閉じている・アクセスを拒絶している」のは環境のほうなのだ、ということが分かってきます。自閉症とは、「環境リソース知覚の発達障害」でもあるのです。

なお、すでに書いたとおり、この「弱い一般化処理のモデル」は、脳の全体的な情報処理能力自体も下がっている、つまり広い意味での認知能力が落ちていることから、典型的なカナー型(低機能自閉症のモデルだと考えられます。また、この場合、以前ご紹介した「一般化の失敗」の三つの類型のなかでも、②誤ったルール化や、③ルール化の失敗が起こりやすい状態になっていると考えられます。

（2）「強すぎる抽出処理」の自閉症モデル（図15）

次に、一般化処理の能力は正常なのに、抽出処理能力が発達しすぎた状態を考えてみます。

抽出処理能力が過大になる原因の一つとして、先ほど触れた刈り込みの失敗をあげておきたいと思います。抽出処理に関わる脳細胞は、発達の過程で肥大化と縮小を繰り返してニューロンの数を調整していると考えられます。ここで、肥大化しすぎたニューロンを自殺させるのが刈り込みと言われる働きであり、これがうまく働かないと抽出処理能力は肥大化に傾き、結果としてこの図のような「強すぎる抽出処理」という状態に陥ると考えられます。

「強すぎる抽出処理」の状態では、環境からの入力が過剰に取り込まれ、雑多な個別経験の情報が大量に一般化処理に送り込まれてしまうため、正常レベルの処理能力をもつ一般化処理にとっても情報量が過大となってしまいます。その結果、やはり一般化学習が失敗し、適切な環境への働きかけのために必要な一般化されたルールの獲得に失敗し、環境知覚のためのフィードバック・ループのサイクルがうまく回らない結果となります。

このモデルの場合、全体的な脳の情報処理能力は高く維持されており、むしろ部分的には健常者より優っている可能性すらあるため、典型的にはアスペルガー型（高機能）の自閉症のモデルとして考えることができるでしょう。また、ある程度の能力をもった一般化ネットワークに、抽出情報が過剰に入ってくるというこのモデルの特性から考えると、この場合の「一般化の失敗」としては、先の類

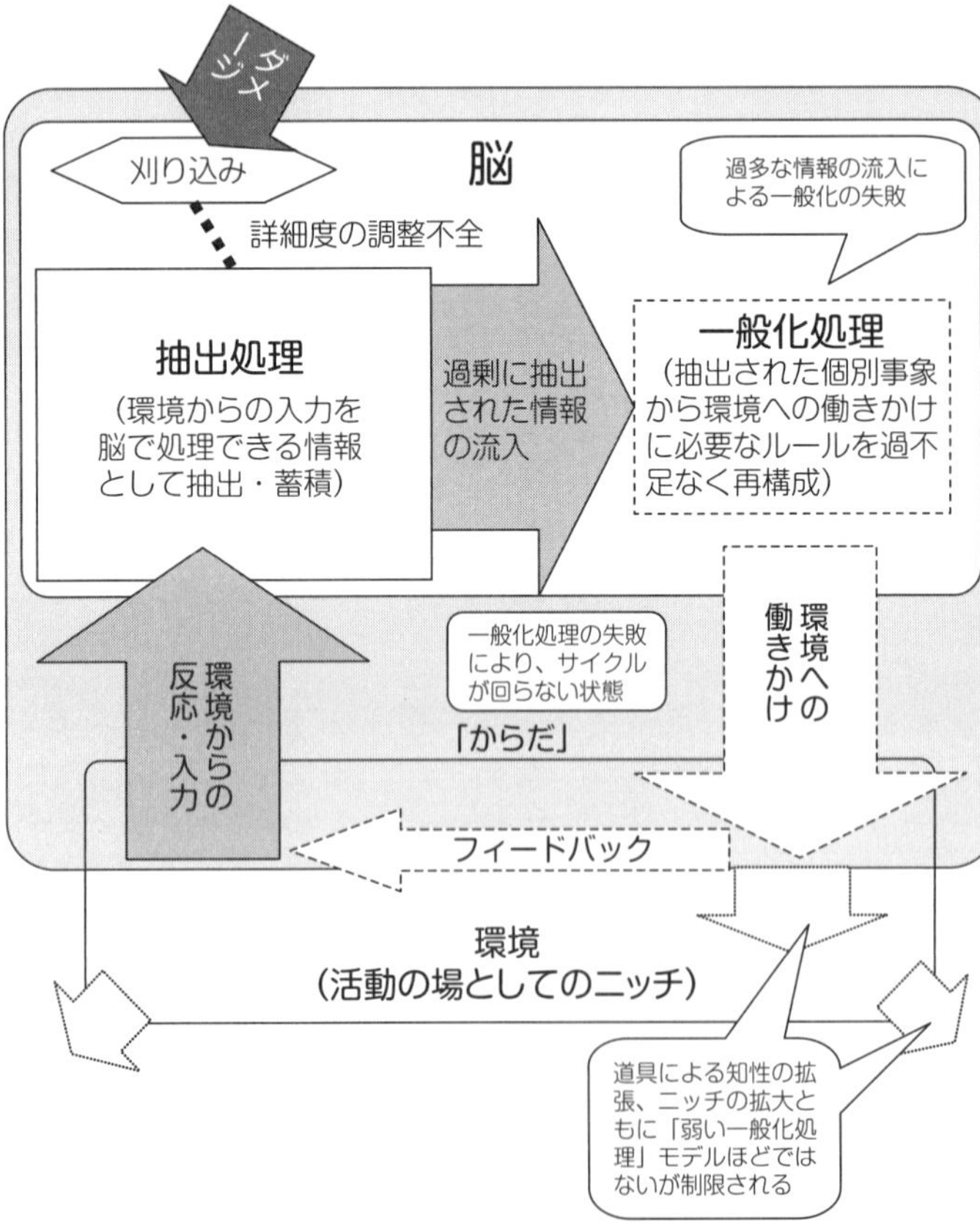
ダメージ
刈り込み
脳
詳細度の調整不全
過多な情報の流入による一般化の失敗
抽出処理
（環境からの入力を脳で処理できる情報として抽出・蓄積）
過剰に抽出された情報の流入
一般化処理
（抽出された個別事象から環境への働きかけに必要なルールを過不足なく再構成）
一般化処理の失敗により、サイクルが回らない状態
環境からの反応・入力
「からだ」
環境への働きかけ
フィードバック
環境
（活動の場としてのニッチ）
道具による知性の拡張、ニッチの拡大ともに「弱い一般化処理」モデルほどではないが制限される

図15　「強すぎる抽出処理」の自閉症モデル

型でいうと①の過多なルール結合という情報処理のエラーが起こりやすい状態になっていると思われます。

また、このケースにおけるニッチとしての環境は、道具の使用や一人称的なことばの理解には問題が少ないため、「弱い一般化処理」の場合と比べるとそれほど狭くなってはいないと考えられます。残される課題は、環境から取り出すリソースの「豊かさ」、すなわち複雑な相互作用（高度な他人とのコミュニケーションや社会性など）を成功させることによって初めて得られるようなリソースをどのように獲得していくか、あるいは「過多なルール結合」によって誤って知覚・学習されてしまったリソースの利用方法をどう修正していくかといったものになると思われます。

もちろん、ここで説明した二つの極端なタイプのモデルの間には、いくらでも中間的なモデルを作ることができます。ポイントとなるのは、「抽出処理 ∨ 一般化処理」というモジュール間の処理能力のアンバランスだけであり、これがこの理論モデルにおける自閉性の本質です。

このような相対的なアンバランスの大小が自閉症の障害の重さを決めているという姿が、正常から最重度まで連続する自閉症スペクトラムの実体であり、知的能力の高低とは独立して「自閉的傾向の強さ／弱さ」が現われているように見えることの理由だと考えられるのです。

7　発達障害スペクトラム・マップ

一般化障害仮説に基づく健常者および二つのタイプの自閉症のモデルをご紹介しましたが、ここで比較のために、自閉症ではない精神遅滞のモデルを同様に考えてみます。

(1)　自閉症でない精神遅滞の環境知覚モデル（図16）

この第四のモデルがこれまでの自閉症のモデルと異なるのは、抽出処理、一般化処理の両方がダメージを受けており、全体的な情報処理能力は落ちているものの、二つのモジュール間の情報処理能力の間にはアンバランスが生じていない点にあります。

この状態では、環境から情報を取り込み蓄積する抽出処理、そこからルールを発見する一般化処理、いずれの処理能力も小さいのですが両者の連携はうまくいっており、環境との間で小さな、しかし適切なフィードバック・ループが成立しています。そのため、環境に対する関わり＝相互作用の発達は量的に遅れることはあるものの、質的な異常にはいたらないと考えられます。

そして、小さいながらも環境との相互作用が成り立っているため、そこから形成されるニッチもそれなりに豊かな広がりをもつものになるでしょう。また、このような小さなサイクルが回っている状

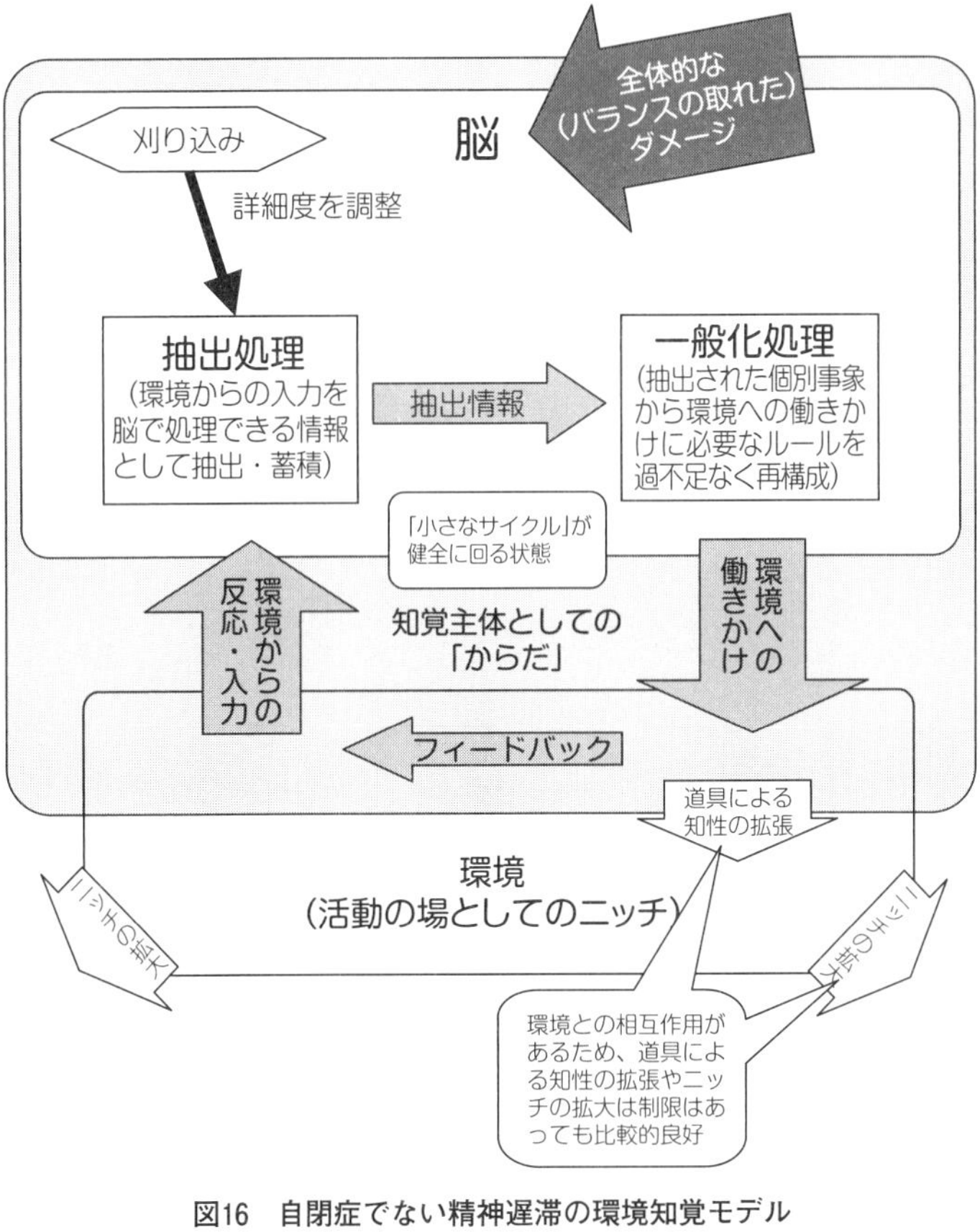
全体的な
（バランスの取れた）
ダメージ
刈り込み
脳
詳細度を調整
抽出処理
（環境からの入力を
脳で処理できる情報
として抽出・蓄積）
抽出情報
一般化処理
（抽出された個別事象
から環境への働きか
けに必要なルールを
過不足なく再構成）
「小さなサイクル」が
健全に回る状態
環境からの反応・入力
知覚主体としての
「からだ」
環境への働きかけ
フィードバック
道具による
知性の拡張
環境
（活動の場としてのニッチ）
ニッチの拡大
ニッチの拡大
環境との相互作用が
あるため、道具によ
る知性の拡張やニッ
チの拡大は制限はあ
っても比較的良好

図16　自閉症でない精神遅滞の環境知覚モデル

態というのは、誰もが子どもの頃に一度通過している過程でもあるので、自閉症のケースと比べると、周囲から見てその様子が理解されやすいという特徴もあるのではないかと思います。

言うまでもなく、このモデルの安定した状態から、二つのモジュール間の情報処理能力のバランスを少しずつ崩していくと、やがて環境とのフィードバック・ループがうまく回らないような、（知的障害の重い）自閉症の領域に入っていくでしょう。つまり、自閉症スペクトラムというのは、健常者と自閉症者との間の連続性のみならず、自閉症と精神遅滞との間にも連続性があるということを包含した概念としてとらえなければならない、ということです。

(2)「発達障害スペクトラム」

以上をふまえれば、ローナ・ウィングが提唱した「自閉症スペクトラム」という概念は、図17のように自然な形で、「発達障害スペクトラム」として拡張されます。

この図は、先の図11「自閉症スペクトラム・マトリックス」を連続体として拡張したものになっています。この図の左上を中心とする領域が自閉症スペクトラムを表わしていますが、さらに詳しく見ると、それらは次のように細分化されていることが分かります。

・一般化処理能力に大きな遅れのないケース――ことばの遅れの小さい「アスペルガー症候群」（そのなかでも特に処理能力の高いエリアを「天才型」と表示してあります）

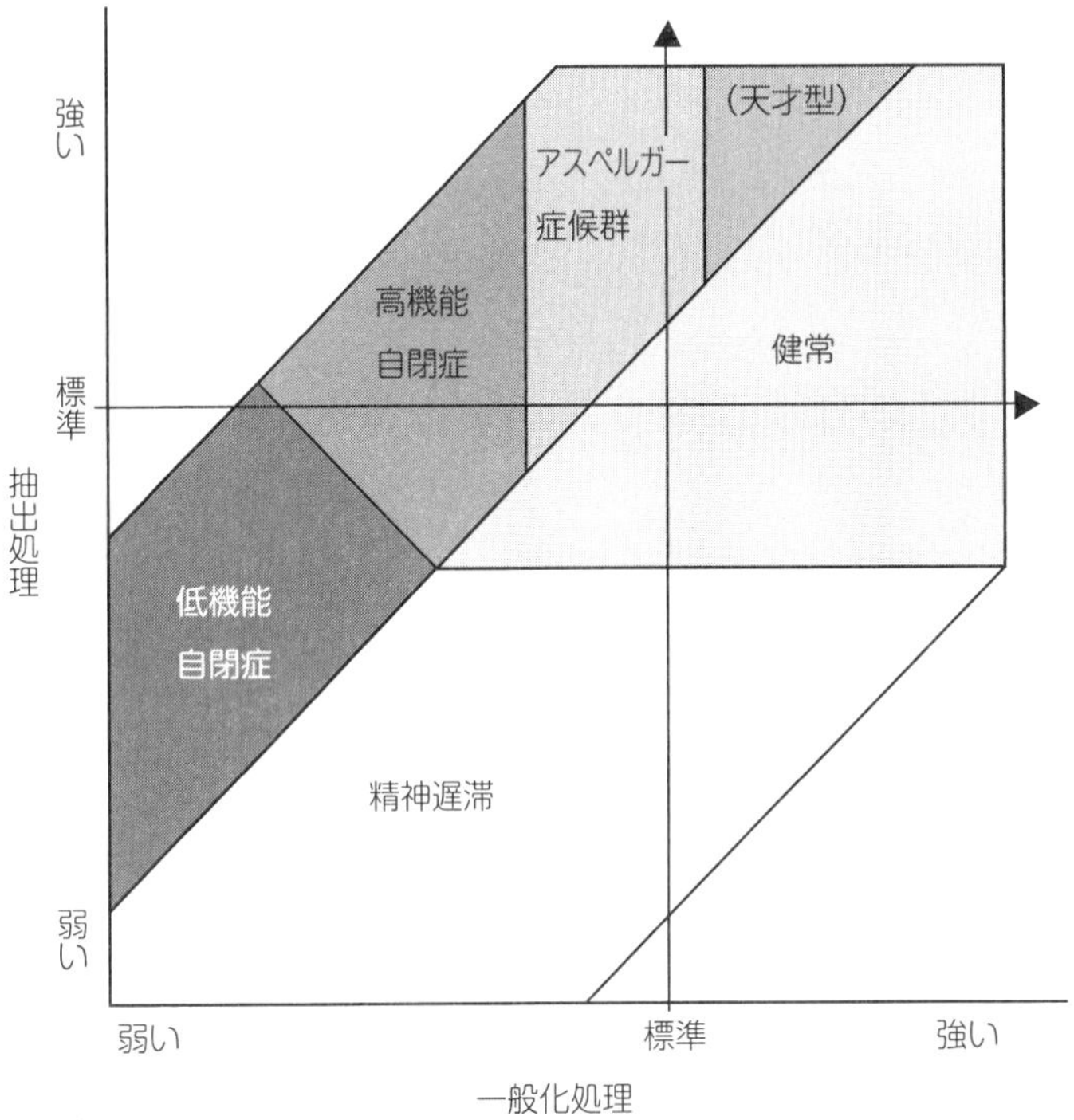

図17　「発達障害スペクトラム」のイメージ

・一般化処理能力にやや遅れがあるが抽出処理能力が高いケース――ことばに遅れはあるものの、知的発達はある程度高い「高機能自閉症」
・一般化処理能力の遅れの大きいケース――ことばが著しく遅れ知的発達も遅れる、「低機能自閉症」

それぞれの区分内でも、左上（アンバランスが大きい）ほど自閉性が強く、右下（アンバランスが小さい）ほど自閉性は低くなると考えられます。その一方で、左下から右上に向けての軸は全体的な脳の処理能力水準を表わしており、左下に進むほど知的な障害が重く、右上に進むに従って知的には健常に近づいていくということを意味しています。

8　抽出処理・一般化処理の大脳モデル

ここまでの一般化障害仮説では、脳の内部のモデルを、非常に単純な抽出・一般化という二つの処理レベルにまとめて解説しています。

このような機能概念レベルの説明は、本質の理解がしやすい一方で、具体的に脳のどんな構造・どんな処理が障害を受けているのかという記述面からは少し弱いと言えます。具体的な自閉症の障害について考察したり、療育の方法論について考えたりするためには、もう少し具体的な脳の情報処理にまで踏み込んでいく必要がありそうです。

(1)　大脳の情報処理モデル

このような視点から、一般化障害仮説を大脳の処理レベルに拡張するための格好の理論モデルとして、ジェフ・ホーキンス『考える脳　考えるコンピューター』（2005年）で提唱されている、大脳の情報処理モデルがあります。

本節では、このジェフ・ホーキンスの大脳モデルをベースに、一般化障害仮説で考える抽出処理・一般化処理という「認知機能レベル」のモデルを、実際の脳の構造と関連付けた「神経学的機能レベル」にどのように近づけていけばいいのかについて考察します。

言うまでもなく、脳神経学は日々進歩しており、この大脳モデルについても将来修正が必要になる可能性はありますが、大脳モデルの修正が認知機能レベルでのモデルの修正に必ずしも直結するわけではありません。

脳、特に今回の議論の対象となる大脳新皮質においては、「柱状構造」という6層のニューロンの集合体が一つの「超小型コンピュータ」として情報処理機能の最小単位を構成していると考えられています。簡単に言えば、このような超小型コンピュータ（＝柱状構造）をブロックのピースのように連結させて複雑なネットワーク配線を行ない、ピラミッドのような階層をもった情報処理システムを構築しているのが大脳新皮質だということになります。

ここで、ブロックのピースとして柱状構造を連結・配線し、ピラミッドのような情報処理システムを作っていくための方法は、大きく分けると二つあります。

一つは「並列接続」で、同じ階層の中での「横の広がり」として連結していく方法です。ピラミッドのたとえで言えば、底面積を広げるための連結方法です。

そしてもう一つは「直列接続」で、いまの階層の一つ上に新しい階層を作るように連結していく方法です。これもピラミッドで言えば、高さを高くするための連結方法になります。これは、先の章のコネクショニスト・モデルの部分で説明した、並列構造と階層構造にそれぞれ対応します（図18）。

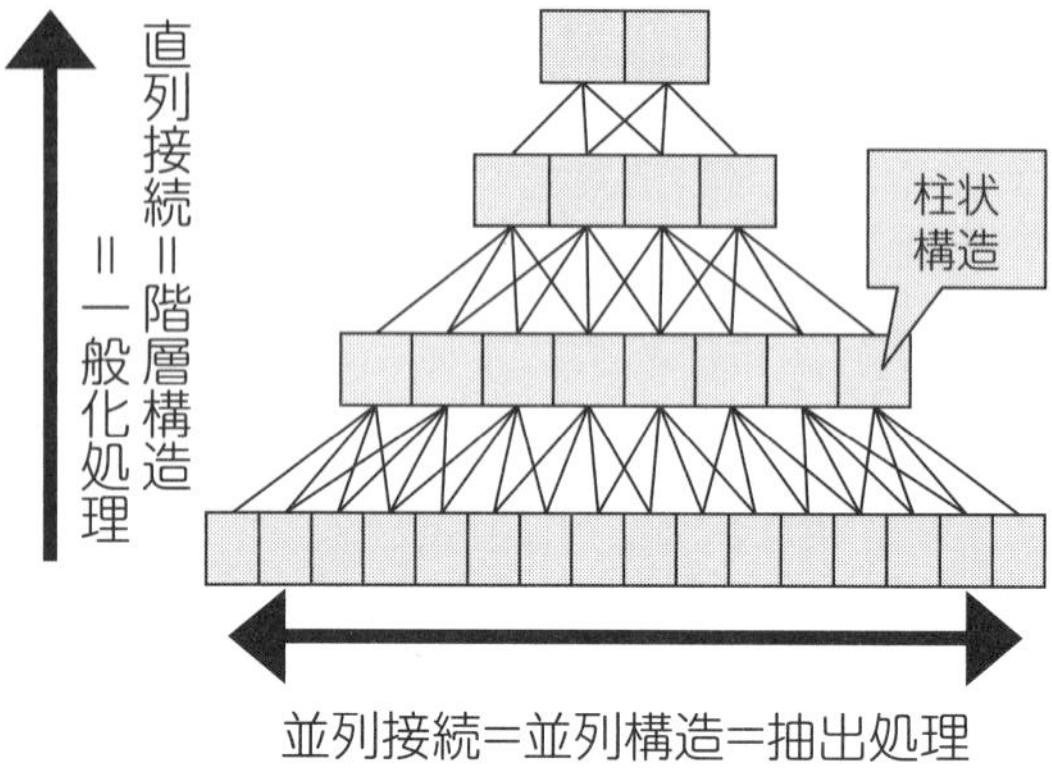

図18　並列接続と直列接続

脳のネットワークで言うと、ここで並列接続と呼んでいる脳ネットワークには主にパターン認識の機能があり、これはさまざまなパターンの入力に対して、それぞれ固有の反応傾向で応え、またそれを記憶します。つまり、この並列接続によって構成された脳ネットワークは、一般化障害仮説で言うところの抽出処理を主に行なっていることになります。コネクショニスト・モデルで言えば、コホネンもしくはホップフィールドの自己組織化ネットワークがこれに相当するでしょう。

それに対し直列接続の場合、下位の階層でパターンとしてすでに抽出された情報がまとめて入力されるため、その情報の集合体の中から、さらに高い次元でのパターンを見つけることが仕事になります。また、この階層の上下構造のなかでは、リアルタイムの感覚入力がより高次の階層に上がってくる「下から上」という流れだけでなく、過去の経験や記憶による一種の予測・アドバイスが下位の階層へと下りてくる「上から下」という情報の流れがあり、リアルタイム情報と過去の経験を比較しながら環境との相互作用を仲介する機能をもちます。

つまり、この直列接続によって構成される脳ネットワークは、一般化処理および環境からのフィードバックとの関係が強いことが分かります。コネクショニスト・モデルとしては、教師信号つき多層パーセプトロンのイメージが近いと思われます。

もちろんこれは非常に単純化した議論で、実際には柱状構造自体が内部に抽出・一般化の両方の機能をもっていますし、それぞれの柱状構造の接続も、並列的なものと直列的（階層的）なものが複雑に組み合わされていると考えられますが、それらが全体として機能するあり方が、並列接続的（抽出処理的）なものと直列接続的（一般化処理的・フィードバック処理的）なものに大きく分けられる、というふうにご理解いただきたいと思います。

（2）自閉症と脳のネットワーク

さて、ここで考えてみましょう。ここに、ピラミッドを作るためのブロックが100個あるとします。このブロックを使って作れるピラミッドの形は一種類しかないでしょうか？

そんなことはないですよね。私たちはこのブロックから、「底辺が広くて低い」ピラミッドを作ることもできますし、「底辺が狭くて高い」ピラミッドを作ることもできます。ただし、ブロックの数には限りがありますので、底辺が広く、かつ高いピラミッドを作ることはできません。もしどうしても作りたければ、ブロックの数を増やすしかありません。

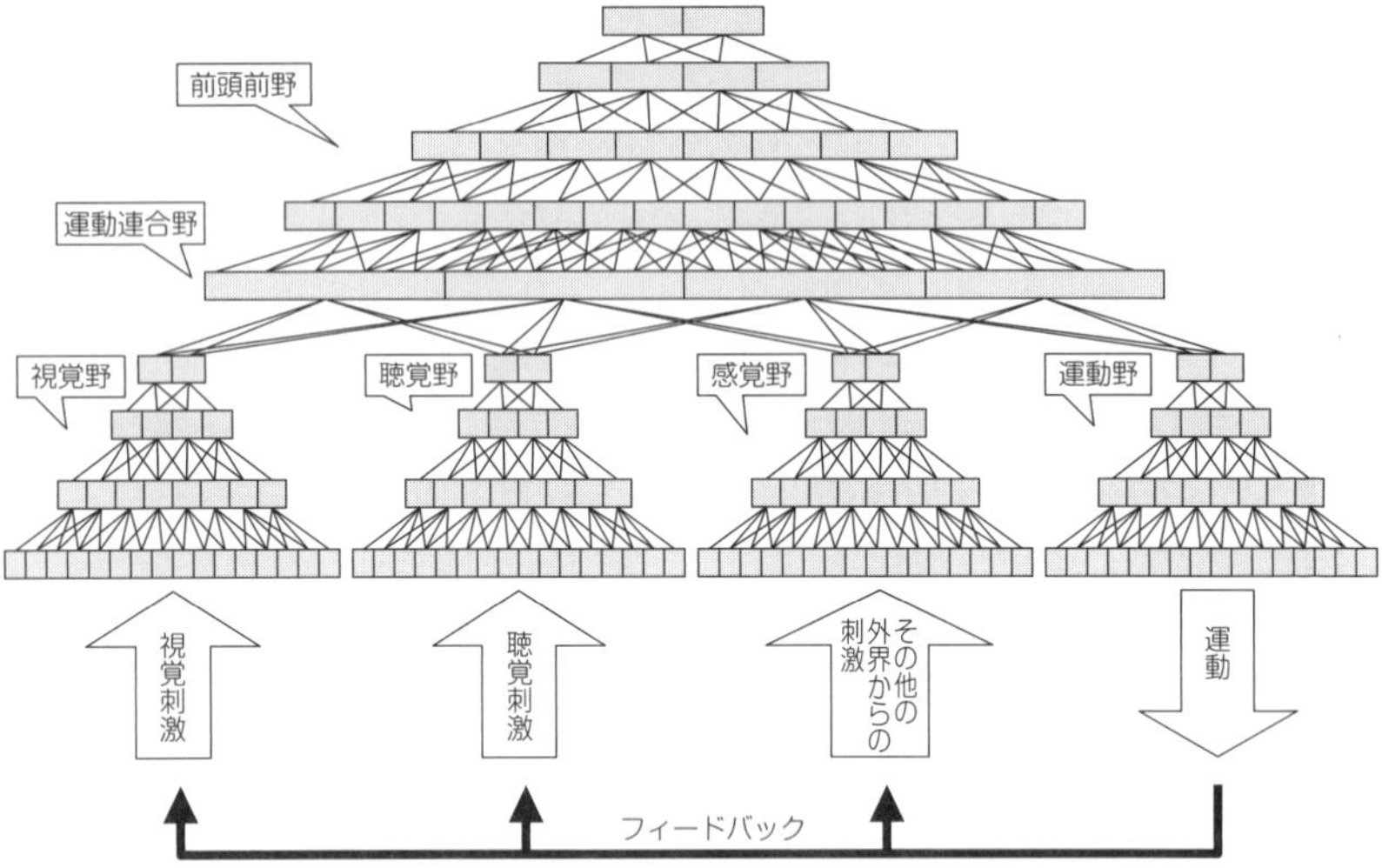

図19　単純化された大脳の情報処理ピラミッド

ここで、ピラミッドの横の広がり（＝並列接続）が抽出処理能力、ピラミッドの高さ（＝直列接続）が一般化処理能力にそれぞれ関連していると考えると、これまで自閉症の姿として繰り返し述べている「抽出処理 ＞ 一般化処理」というアンバランスな状態は、脳のネットワークが、底辺が広くて高さの低いピラミッドを形成している状態としてとらえられることになります。

そしてこのように考えた場合、「弱い一般化処理」と「強すぎる抽出処理」の違いというのは、広がりが大きくて低いピラミッドという形そのものは相似で、使われているブロックの数が違う（強すぎる抽象処理のモデルのほうがブロックの数が多い）と理解できます。

それでは、このような（階層が浅い）低いピラミッドとなってしまった脳ネットワークは、どのような挙動を示すと考えられるでしょうか？

この問題を考えるために、まずは大脳のもっている機能の階層構造を単純化して考えます（図19）。大脳を階層構造でとらえた場合、最下層には感覚入力[*1]を処理する感覚野と筋肉を動かすための運動野が、その上の階層として感覚と運動とを統合・連携させる運動連合野があり、最上位にはより抽象的な思考や概念操作、言語、意識、時間感覚、社会性といった「ヒトらしい」処理を行なうための前頭前野があると考えられます。ものすごく乱暴な整理ですので、脳の実態というより概念図とお考えください。

ちなみにこの図は、それぞれの部位が別のシステムとして働いていることを意味しているのではなく、それぞれの部位の柱状構造がもともともっている情報処理の機能は同じでも、入出力される情報の違いや階層の違いによって、外から観察すると機能の違いが結果として見えてくる、ということを表わしています[*2]。

＊1　本書前半からの繰り返しになりますが、ここで想定している大脳感覚野における感覚入力の処理というのは、決して感覚入力を脳内で再構成してバーチャル世界を構築するといったものではなく、さまざまな感覚入力からの時系列のパターンのなかから、環境の「意味」を発見し、そこから生きるために必要なリソース（アフォーダンス）を知覚する、という「情報のピックアップとしての知覚」を意味しています。アクセスすべき世界はあくまで外界にあり、感覚野も運動野も、それにアクセスするための活動の調節を行なっているに過ぎないのです。逆に言えば、だからこそ「環境との相互作用」が有効に機能して初めて大脳は学習し、適応できるのだとも言えます。

また、実際には大脳は大脳のみで機能しているわけではなく、海馬や小脳、辺縁系などさまざまな脳の他の部位と連携して働いていますが、ここでは大脳のみに焦点を当てて考えていきます。

ここで、本来の階層の深さ（ピラミッドの高さ）が形成されずに、脳のネットワークが一般的な状態よりも「底辺が広くて低い」ピラミッドになってしまった状態を考えます。

そうすると、感覚野・運動野といった低い階層には相対的に多くのニューロンが割り当てられるために並列処理が過剰になり、雑多な感覚情報が脳内を駆け巡って上位階層にまで上がってくる一方で、高次の階層の深さ（ピラミッドの高さ）が不足するために十分な一般化処理能力を確保できず、本来前頭前野が行なうべき言語や概念操作、複雑な社会性の学習などが阻害されると考えられます。自閉症の大脳では、おおよそこのような事態が起こっているのではないでしょうか。これは、抽出処理が過剰すぎて一般化処理が追いつかない、というこれまでの説明を、脳のネットワークの働きという別の角度からより具体的に述べているとも言えます。

＊2　このモデルからは、「抽出処理→一般化処理」という処理系が入れ子構造で存在していることも分かります。つまり、基本単位である柱状構造それ自体が抽出／一般化の処理を通じて環境のある種のパターンを認識し、それらを並列ないし直列に接続したネットワークによってそれらの「パターンのパターン」が抽出／一般化され、さらに大脳処理系全体で見ると、感覚野や運動野といった低次の抽出処理的な階層群と、運動連合野・前頭前野といった高次の一般化処理的な階層群がある、という構造です。

(3) 拡張された一般化障害仮説の長所

この拡張された一般化障害仮説の優位な点は、自閉症児の感覚異常、多動、イディオ・サヴァンといった、単純な一般化の障害というコネクショニスト・モデルの観点からはやや説明が難しい自閉症の症状に対しても、合理的な説明を与えることが可能だという点にあります。

一方、特に脳の機能局在を重視する立場の方から見ると、大脳のモデルがあまりにもシンプルに過ぎる、という批判もあるかもしれません。でも実は、脳の部位ごとに固定的な専門分野があると考えるのは古典的計算主義に近いモジュール志向の立場であって、今回の仮説のベースにあるコネクショニズムではあまりそうは考えません。機能が局在しているように見えるのは、脳が感覚入力・運動出力を通じて環境と相互作用したことによって自己組織化した結果（さらに、それを外部から観察して「解釈」した結果）でしかないというのが、この仮説における立場だと言えます。（もちろん、遺伝的にどの部位にどういった機能が局在しやすいかということはあるでしょうが。）

9 線形分離課題と非線形分離課題

ところで、一般化能力が必要とされる課題とは、具体的にはどんなものでしょうか？ この問いに対しても、コネクショニスト・モデルは明確に答えることができます。それは、**非線形分離課題**と言われる課題です。

(1) 非線形分離課題とは?

非線形分離課題とは、数学的には文字どおり線形分離ができない課題ということになりますが、私たちの生活に即して言えば、例外や条件や階層があって、単純な論理が適用できないようなルールを学習するという課題が、「非線形分離課題」に当てはまります。

たとえば、「一般的にはうそはついてはいけないが、正直に話すと他人を傷つける場合は、うそをついたほうがいい」とか「一般的には一度口に入れた食べ物は出すべきでないが、ガムはしばらくかんだら出さなければならない」とか、もっと複雑なものでは、「一般的に笑うことはいいことだが、法事のときは笑ってはいけない。でもお斎（法事の後の食事）では笑ってもいい、ただし大笑いは良くない」といったルールが「非線形分離課題」に該当すると言えるでしょう。

ここで、非線形分離課題について若干の数学的理解を深めるために、先の「ガムは口から出さなければならない」という「ガム問題」のルールに関連する課題マトリックスを考えてみます（図20ａ）。

これは、論理学ではＸＯＲ（排他的論理和）と呼ばれる論理演算ですが、この表に一本の直線を引いてＯＫとＮＧをきれいに分離することはできません。これはつまり、この課題が数学的に見て非線形分離課題であることを意味します。もし直線で分離できる場合、そのような課題は線形分離課題と

a ［ガム問題］のマトリックス

		食べ物が	
		ガム以外	ガム
口から	出さない	OK	NG
	出す	NG	OK

b-① 「誤ったルール化」の例

		食べ物が	
		ガム以外	ガム
口から	出さない	OK	OK
	出す	NG	NG

b-② 「ルール化の失敗」の例

		食べ物一般
口から	出さない	OK
	出す	NG

⇨

		食べ物が	
		ガム以外	ガム
口から	出さない	不定	不定
	出す	不定	不定

b-③ 「過多なルール結合」の例

		食べ物が		
		ガム以外	白いガム	黒いガム
口から	出さない	OK	OK	NG
	出す	NG	NG	OK

図20　ガム問題

呼ばれます。

(2) 非線形分離課題と一般化能力の障害

そして、コネクショニスト・モデルにおいて、このような非線形分離課題がうまく解けないという現象は、一般化・ルール学習をシミュレーションするときに使う「フィードバック付き多層ネットワーク」で、中間層の厚みが足りない（階層が浅い）場合に起こります。たとえば上記のガム問題（XORの論理計算）は、中間層がゼロの（階層がない）ネットワークでは学習できないことが証明されており、少なくとも1層の中間層が必要です。「心の理論」のような複雑な入れ子構造をもった非線形分離課題を解くためには、おそらくさらに厚い中間層をもったネットワークが必要になるでしょう。つまり、非線形分離課題を解くことの失敗と、一般化能力に障害があることとの間には、強い関連があります。

理解を深めるために、先の「ガム問題」をうまく一般化して解けなかった場合に、どのような結果が生じるのかを例示します。

①「誤ったルール化」の例（図20b①）

ガム問題を線形分離で解いてしまったケースの一例です。点線を引いた場所に直線が引けることから、線形分離となっていることが分かります。このケースでは、ガムを飲み込んでしまうという「問題行動」が具体的に現われます。

②「ルール化の失敗」の例（図20ｂ②）

一般化処理の能力が特に弱い場合、それまで「食べ物は口から出さない」というシンプルな（線形の）ルールの学習が成立していたところに、ガムは口から出すという例外ルールを盛り込もうとすると、既存のルールまで破壊されて、学習されていたことが消えてしまう可能性があります。これは、「折れ線現象」とも関係性のある学習失敗の例であり、この例では具体的には「食べ物もガムも、口から吐き出したり飲み込んだりして一定しない」といった状態として現われることになります。

③「過多なルール結合」の例（図20ｂ③）

先の二つの例は、一般化処理が弱い場合に起こりやすいルール化の失敗でしたが、最後のケースは、抽出処理が強すぎるために、本来取り込まなくてもいい要素まで取り込んだ汎用性の低いルールが学習されてしまうというものです。このケースでは、ガムの色という余計な要素がルールに組み込まれてしまったために、黒いガムは正しく口から出せるのに白いガムは飲み込んでしまうということが起こります。

自閉症児が抱える生活面での困難、そしてそれを支えるための治療的アプローチを考えるとき、その課題が非線形分離課題かどうかという視点をもつことは大きな力になるでしょう。

自閉症児者にとってある課題が易しいか難しいかは、その課題の非線形分離性がどの程度であるかという視点から定量的に計測できる可能性がありますし、私たちが自閉症児者のために課題を設定したり環境に介入したりするときには、課題の非線形分離性をその自閉症児者の能力に則して調整することが有効な方法になると考えられるのです。また、自閉症児者のこだわり行動のうち、家具やおもちゃの特定の配列にこだわったり、鉄道やカレンダーに強い関心を示したりする現象は、彼らが線形分離でものごとを理解しようとする強い傾向が現われたものだと理解することができます。

10　自閉症の個別症状に迫る

以上が、コネクショニスト・モデルの心理学が従来から注目していた自閉症の理論モデルを、ギブソン理論がもつ環境との相互作用という視点と、ジェフ・ホーキンス仮説による大脳の情報処理モデルによって拡張した、新しい自閉症の理論モデル「一般化障害仮説」の全体像です。

次に残されているのは、このモデルから実際の自閉症のさまざまな症状が整合的に説明できるかどうかを検証することでしょう。すでに、自閉症の四つのパラドックスという難問についてはうまく説明できることが確認されていますし、一般化処理に失敗したときのニューラルネットの挙動（過多なルール結合／誤ったルール化／ルール化の失敗）と自閉症児の学習困難との間に強い類似性があることも示されていますが、ここではさらに、いくつかの重要な症状について考察を加えていきます。

(1) 自閉症の三つ組の障害

まずは、ローナ・ウィングが提唱した「自閉症の三つ組の障害」から考えていきたいと思います。

① 社会性の障害

「名前を呼ばれたら振り返る」というルールの獲得の話題で書いたとおり、社会性というのは、複雑な環境とのフィードバック・ループのなかから環境との相互作用のやり方を一般化し、ルール化していくことに他なりません。特に、ヒトとの間で適切なやりとりを学んでいくためには、さまざまなルールを相互作用のなかで学んでいく必要があるでしょう。そのフィードバック・ループが回らない状態になっていれば、社会性の獲得に著しい障害が出るのは当然だと思われます。また、社会性が問われるような場面というのは、ことごとく非線形分離課題を解かなければならない場面だということも指摘したいと思います。

もう一つ重要なのは、自閉症児者の社会性の障害を、ただ私たちの視点からそうとらえるのではなく、自閉症児者の立場から環境のもつアフォーダンス（リソース）の著しい欠乏とそれによるニッチ（活動する場）の小ささ・貧しさとしてとらえ直すことでしょう。彼らは、社会性をもつことを拒絶しているわけではまったくなく、そもそも社会というリソースをうまく知覚できずに、それを利用することなど思いもつかない、あるいは適切な利用のしかたが学習できていない状況のなかで生きているのです。

このような、自閉症児者の側に立った視点をもつことの重要性は、この後のことばの障害や関心の限定など、すべての自閉的症状についても言えることだと思います。

② ことばの障害

ことばほど、一般化の能力が問われるスキルはありません。

白い犬、黒い犬、テレビのなかの犬、犬のぬいぐるみ、犬のイラスト、私たちは子どもの前でこれらすべてを「いぬ」と呼び、その一方で犬とは何であるかの百科事典的な説明など一切しません。大人自身、「犬」を定義しろと言われたら返事に困るでしょう。

子どもは、いろいろな対象が「いぬ」と呼ばれる、あるいは呼ばれない、という経験を繰り返していきながら、犬とは何であって、何でないかという一般化されたルールを取得します。そして、このルールが取得されて初めて、「いぬ」ということばを理解し、使えるようになるわけです。ですから、一般化処理が機能不全に陥った場合、ことばに障害が出るのは自然なことだと言えます。

さらに、このモデルではことばのないカナー型自閉症とことばのあるアスペルガー型自閉症の違いも説明できます。カナー型は、先の「弱い一般化処理」のモデルに対応し、ことばの獲得に重要な役割を果たす一般化処理の能力自体が弱いために、ことばの獲得が非常に困難になります。アスペルガー型は、先の「強すぎる抽出処理」のモデルが当てはまり、一般化処理能力自体は維持されているため、ことばを獲得することができます。しかしながら、強すぎる抽出処理による「過多なルール結合」傾向のため、ことばの獲得は健常児の場合とは異なり、多義性の低い（ルール化が容易で過多なルール結合に邪魔されにくい）ものから始まります。これが、コミュニケーションのためのことば（多義性が高い）よりも、アルファベットやひらがななどの書き文字や数字など（多義性が低い）を先に覚えるという、自閉症児独特のことばの獲得傾向につながるのではないかと考えられます。

補足になりますが、ことばを「理解する」ためには、多義性のある個別事象を一般化することが必要である一方、ことばを「発する」ためには、一般化され獲得されたことばを、今度は多義性のある個別事象に対して自分から使っていく必要があります。ことばの理解よりもことばを発するほうが、かなり難しい課題です。健常の子どもの発達でもそうですし、コネクショニスト・モデルのシミュレーションでも示されていますが、ことばの理解のほうが、発話よりも早期に獲得されるのです。

実は、同じことばに同じ反応をするだけであれば、一般化がほとんどできなくても学習できます。行動療法的な強化により、特定の人が話す特定の指示に対して反応するというトレーニングは比較的容易です。ただし、ここにはことばの言語としての理解はなく、犬のしつけと同じレベルでしかありません。一方、いろいろな人が、いろいろな場面で、いろいろな表現・構文で指示することが理解できるようになるためには、適切な一般化（ルール化）が必要です。ですから、障害の重い自閉症児は、この段階でつまずくことが多いのだと思われます。

さらに、この段階をクリアできる、比較的高機能の自閉症児であっても、ことばを「発する」段階にいたるにはまだ困難が残されています。ことばを理解するだけなら、個別経験とことばとの間に「過多なルール結合」をしていても何とかなりますが、それを新しい事象に適用するためには、「過多なルール結合」が邪魔になるからです。たとえば先の例で、「いぬ」ということばを、自分が知っているさまざまな犬の集合体（でも一般化はうまくできていない）として理解している自閉症児は、外からは「いぬ」ということばを理解しているように見えるでしょうが、初めて見る犬を犬だと理解し、「いぬ」と呼ぶことはできないでしょう。

実際、発話は、健常児にとっても簡単な課題ではありません。最初のことばが獲得されてから、いわゆることばの爆発が起こるまでに一年ほどの時間がかかるのです。その間の停滞期は、子どもの脳内で個別経験と一般化されたルールとの間の格闘が繰り返されていると考えられます。自閉症児が発話を獲得するためには、この一般化の格闘を、トラブルを抱えた一般化処理でこなさなければならないわけですから、非常な困難があるのはむしろ当然なのです。

③ 興味の限定と特定の事象への固執

一般化処理が阻害されている状態とは、「役に立つ（有効な）環境との関わり方のルールの手持ちが少ない」「単純なルールしか獲得できていない」「異常なルールが獲得されている」といったことを意味します。言い換えれば、生きる場としてのニッチが狭く貧困であり、活動のレパートリーが限られている状態だと言えるでしょう。

生物というのは、どんな状況下にあっても、そのなかで最大限に環境に適応しようとします。それが、生き残るためには必要だからです。自閉症児が特定の事象に固執したり、限られたものに強い興味を示したりするのは、数少ない手持ちの環境との関わり方、アフォーダンスを最大限に利用することによって辛うじて社会に適応し、生きていこうとする姿です。

記号や数字などにこだわりをもつのは、それらが多義性をほとんどもたず、自閉症児にとって知識として獲得しやすいために、それらの限られた情報に強く依存しているのだと考えられます。また、ものの配置にこだわりをもつのは、自閉症児が能動的に「環境の複雑さ」を低減して環境を理解しやすいように操作しているのだと考えられますし、聴覚よりも視覚優位な自閉症児が多いのは、視覚なら目を近づける等の工夫だけで重要な情報を絞り込むことができ、脳に入ってくる情報の量と質を調節し、ノイズを排除することができるからなのではないでしょうか。

ここで言う環境の複雑さとは、環境の非線形分離性と言い換えることもできます。自閉症児者のこれらの行動は、本来「非線形」な環境を線形分離で理解できるように環境に働きかけ、再構成することで環境に適応しようとしている姿なのかもしれません。

常同行動や自己刺激行動なども、ニッチが狭く貧しいために、より自分のからだに近接的で単純な刺激やパターンに関連する行動に依存している状態（大脳で言えば、感覚野・運動野、そしてせいぜい運動連合野までで学習された行動に支配されがちな状態）としてとらえることができると思います。

（2）自閉症児に見られるその他の行動

続いて、新しい仮説から、自閉症の三つ組の障害以外のさまざまな現象を説明したいと思います。

④ 呼びかけに反応せず、物音（冷蔵庫を開ける音など）には敏感に反応する

このような刺激に対する反応選択性は、刺激と反応との間の関係の多義性の大小と関係があると思われます。「冷蔵庫の音を聞いたときにそこにいけばジュースがもらえる」という行動は多義性が低く、得られる報酬も明快で、一般化処理に負担をかけなくてもルール化が可能です。一方、「呼びかけに反応する」というのは、それにともなうシチュエーションも、それによって得られる結果もいつも違うでしょうから、多義性が高く、一般化の難易度が上がります。「冷蔵庫は見えていて、動かない」「人の声は見えないし、発せられる場所もいつも違う」というのも重要な相違でしょう。結局、この二つを比べると、自閉症児にとっては呼びかけに反応することのほうが、はるかに難しい課題なのだと思われます。

⑤ クレーン行動

おそらく、ヒトの存在ほど、環境の中にあって一般化処理が必要な存在はないでしょう。そもそも、頭のてっぺんから胴体、手足の先までをひとかたまりの「ヒト」として認識し、さらに、その存在に対してモノとは違うアプローチをとるべきであるということを学習するためには、「いぬ」を理解するのと同様に、あるいはそれ以上に、環境知覚としての強力な一般化が必要です。それができなければ、大人の腕は、それ自体が単独のモノ的な存在として、役に立つ便利な道具として知覚されるでしょう。

別の言い方をすると、自閉症児が一般化してリソースとして知覚できる単位が腕までだったとすれ

ば、腕をモノとして扱うのが精一杯（それ以上大きな「ヒト」という単位はそもそも知覚されない）ということになります。つまり、環境との相互作用の能力が弱いために、ヒト全体ではなく腕に対してアフォーダンスを知覚し、それを利用している状態がクレーン行動だと理解できます。

⑥ ごっこ遊び、見立ての欠如

発達過程におけるごっこ遊びや見立ての役割は必ずしも明らかになっているとは言えませんが、少なくとも、子どもが獲得しつつある環境への認知を仮想的に表現しているものであることは間違いないでしょう。ここでは、ごっこ遊びや見立ては子どもが発達の過程で自主的に行なう「一般化されつつあるルールのリハーサル」であるという仮説をおき、そこからなぜ自閉症児にそれらが見られないかについて考えます。

たとえば、先ほどの「いぬ」という概念を獲得した子どもは、ぬいぐるみの犬を生きている犬であるかのように扱うことで、「いぬ」という概念と事物のつながりとを環境の中に意図的に放り込み、フィードバック・ループを形成することで、その概念をより強固なものにしようとしているのかもしれません。見立てについても同様です。

つまり、ごっこ遊びや見立てとは、内的に獲得された学習内容を精査・拡張するために、それを環境の側に持ち出して「からだ」で関わろうとする試みなのではないか、と思うのです。環境に持ち出すときに現物がそこにあるとは限りませんから、別のもので代用するわけです。

この「代用」というのも、自閉症児にとっては理解しにくい考え方でしょう。たとえば泥だんごを

「ごはん」と呼ぶとき、泥だんごは泥であって泥でなく、ごはんであってごはんではありません。これもまた、自閉症児が著しい困難を示す非線形分離課題の一種だと考えられます。

そう考えると、自閉症児にごっこ遊びや見立てが生じにくいのは自然なことだと理解できます。それは第一には、そのようなリハーサルの対象となる一般化されたルールが獲得されていないためであり、第二には、実物を他のもので代用するという非線形分離課題に困難を抱えているからです。

また、少しうがって考えると、自閉症児の場合は環境との相互作用よりも、より近接的で自己内部的、線形分離的な事象に対する学習のほうが先に進むと考えられますから、一部の自己刺激行動や常同行動、こだわり行動は、もしかすると健常児のごっこ遊びや見立てと対応関係がある可能性もあります。

⑦ 自閉症児は行動の般化が難しい

一般化障害というのは、とりもなおさず般化の障害です。

仮に何らかの行動を学習したとしても、その学習が「過多なルール結合」や「誤ったルール化」に基づくものになっていれば他の場面では発現しないでしょうし、あるいは般化させようとしたときに「ルール化の失敗」が起これば、学習したはずの行動そのものが消えてしまいます。

また、私たちが「般化」と呼ぶ行動の多くは、線形分離課題を非線形分離課題に拡張することを含んでいる場合があります。つまり、ある学習された行動に例外や条件を追加したり、手順が複雑化されて、ある段階ではその行動を行なってはいけないといったルールが追加されたりします。これらはすべて、それまで線形分離課題であった行動を非線形分離課題に置き換えることを意味しています。非線形分離課題を解くのが困難な自閉症児にとって、そのような「般化」は、ほとんど別のことを学習するくらい難しいチャレンジになるのだと思われます。

⑧ 感覚異常（感覚過敏・感覚鈍磨）

自閉症児には感覚異常が多いことが知られています。

「強すぎる抽出処理」のモデルで考えると、脳細胞の発達のアンバランスにより、環境からの入力が過剰になっています。環境からの入力の最たるものが感覚への刺激であることは間違いありませんから、その感覚刺激が過剰に入りすぎることは、全体として感覚過敏の傾向を強めるでしょうし、その結果として一般化処理がオーバーフローし、特定の刺激が「なかったこと」になったとすれば、その刺激に対しては感覚鈍磨になると考えられます。

前述の大脳モデルに則して考えると、自閉症児の脳では、大脳の中で「感覚野」として感覚を処理するために使われている領域が大きく、かなり高次の連合野にまで雑多かつ過剰な感覚情報が上がってきてしまっているとも考えられます。

⑨ 多動

自閉症児の多動がなぜ生じるのかというのはかなりの難問であり、いくつかの要素が複合して起こっていると考えるのが適当でしょう。

第一に考えられるのは、先の大脳モデルに基づいた説明として、自閉症児の大脳では運動野として使われている領域が通常より発達し、かつその領域内ではノイズの多い雑多な信号が行き交っているという可能性です。相対的に大きな運動野が興奮傾向にあり、かつ統制されていない（より高次の階層からのコントロールが行き届いていない）場合に引き起こされる状態が多動であることは、十分に考えられることです。

第二の要素は運動野ではなく感覚野から考えるアプローチで、多動が「感覚異常」からくる二次障害ではないかという可能性です。私たちも、たとえば着ている服がチクチクしたり、からだのあちこちがムズムズしたりすれば、じっとしてはいられないでしょう。耳元で大音響が聞こえれば、その音源から逃げたりもすると思います。ですから、自閉症児も同様に、過剰な感覚刺激に対してやむをえず反応している可能性があり、その行動が私たちの目には多動と映っているのかもしれません。

第三に、多動というのは「じっとしているべき場所でじっとしていない」ことを指します。運動公園で走り回って遊んでいるのを多動と呼ぶ親はいません。つまり、子どもは走り回るとほめられる場所と走り回ると叱られる場所があるのだ、という社会的なルールを学ばなければならないわけです。このような非線形分離課題が自閉症児にとって難しいことは、これまでに述べたとおりです。自閉症児にとっても走り回って遊ぶことが「楽しいこと」として学習される機会は多々あるでしょうから、そのシンプルな「走り回れば楽しい」という線形分離ルールでもって、場所をわきまえずどこでも走り回る姿が多動ととらえられている可能性もあるのではないでしょうか。

次に考えられるのは、多動が自閉症児の「探索行動」である可能性です。子どもは元来、動き回って探索をする、強い好奇心をもっています。にもかかわらず、健常児が自宅のリビングや幼稚園の教室でそれほど多動にならないのは、それらの場所にすでに慣れてしまって、探索する価値のない場所になっているからだと思われます。そして、なぜ慣れるかと言えば、同じ場所はモノの配置などに多少の違いはあっても同じに見えるという一般化ができているからです。それに対して、この一般化の弱い自閉症児は、同じ場所であっても細部の違いに敏感に反応し、その違いを確認するための探索行動を続けるために、健常児と比較すると多動に見える、という可能性が考えられます。

最後に、走り回るという行動は、それ自体が自己刺激的な部分もあります。すでに書いたように、走り回ることで得られるさまざまな感覚刺激を繰り返し得ようとすることは、自閉症児が限られた方法のなかで環境との関わりをもち、環境を学習しようとしている姿なのかもしれません。

ちなみに、嫌なことから脱走する、親から逃げ回るなどの行動は、通常のオペラント条件付け学習（負の強化）によって獲得されただけ（逃げ回ることが強化されている）と考えたほうが自然ですから、ここでの多動の議論には入ってこないと考えるべきでしょう。

⑩ 自閉症児は4対1程度で男子が多く、かつ男子ではアスペルガー症候群が多い

「弱い一般化処理」のモデルに対応する自閉症は男女均等に起こるのに対し、「強すぎる抽出処理」のモデルに対応する自閉症のかなりの部分（全部ではない）が、Y染色体の劣性遺伝もしくは男脳形成時のアンドロゲンシャワーの異常など、男児にしか起こらない要因によって起こっていると仮定すれば、解ける可能性があります。

⑪ 自閉症児は「知的な顔立ち」をしている、あるいは頭が大きい

これらは迷信である可能性があることを最初に断っておきます。でも、刈り込みに失敗した「強すぎる抽出処理」のモデルを使って、この仮説から説明することもできます。つまり、「強すぎる抽出処理」のモデルでは脳のある部分が発達しすぎているわけですから、頭が大きくなる可能性はありますし、潜在的な脳の情報処理能力は低くない（もしかすると健常児より高い）ので、「知的な顔立ち」に見えることも説明できます。

（3） 課題の階層と「心の理論」

最後に、これまで何度も取り上げてきた自閉症児の「心の理論」の障害について、一般化障害仮説からの一つの考え方を示しておきたいと思います。

すでに述べたとおり、心の理論課題というのは、複雑な非線形分離課題の一種です。ですから、一般化処理に困難のある自閉症児が苦手とするのは自然なことでしょう。逆に言えば、心の理論課題が解けないことは、一般化障害という自閉症の一次障害から生じるさまざまな二次障害の一つに過ぎず、これを自閉症問題の本質だととらえるのは不適切だと言えそうです。

ところで、川合伸幸『心の輪郭―比較認知科学から見た知性の進化』（2006年）に、心の理論課題に関する興味深い記述があります。それによると、たとえばサリーとアン課題を解くためには、

「私はビー玉が箱のなかにあることを知っているが、サリーは『ボールはかごの中にある』と考えている」という関係性を理解し、実際に応用できる必要があります。つまり、サリーとアン課題を解くためには情報を階層的に理解しなければならず、その階層数は川合によると4層である（「私の信念」―「サリーの信念」―「ビー玉の場所について」―「かごの中」）と理解されます。（まず、「私の信念」ではなく「サリーの信念」であるという視点の移動に2階層、答えるべき質問は「ビー玉の場所である」という知識のために1階層、質問の答えは「かごの中」だ、という答えに到達するためにさらに1階層。）

ちなみにチンパンジーは、3層までの課題は理解できるが4層は無理なので、サリーとアン課題にはパスしないそうです。でも、これは相手の心が読めるかといった深遠な？問題ではなく、深い階層構造をもった課題を理解できる能力があるかどうかという、もっと単純な問題なのではないか、ということが指摘されています。

これは、なかなか鋭い指摘なのではないでしょうか。

ここで使われている理解の階層数というのは、これまで考えてきた非線形分離課題の複雑さに通じるものがあるように思われます。つまり、心の理論課題というのは、心を読むといった特異な能力をテストしているというよりは、単に複雑な階層的関係性をもった非線形分離課題が解けるかどうかという、一般的な認知スキルをテストしているだけなのではないかという可能性が見えてくるのです。

そういった目で、これまでの「自閉症児は『心を読む』能力だけが阻害されている」ということを証明した（ように見える）実験を検証してみると、統制課題（心を読まない課題）のほうが関係の階層性が浅くなっているケースが少なくないのではないかと思われます。（もちろん、階層数をどうカウントするのかという問題はありますが。）

こう考えてくると、心の理論課題そのもの、あるいはそれを自閉症児に適用した際の鮮やかな実験結果がもっていたある種のミステリアスな魅力が、色あせて見えてきます。

もちろん現象面として、自閉症児者は他人の心を読むという適応戦略をとらずに生きている傾向がある、ということは指摘できるかもしれません。しかし、それはあくまでも、自閉症児者が「他人の心」という目に見えないものを環境のリソースとして知覚し利用するための高度な一般化スキルの発達に困難を抱えているという、これまで繰り返し述べてきたことを反映しているに過ぎないのではないでしょうか。

11　療育への応用

ここからは、この仮説を自閉症児への療育にどう応用するかということについて考えましょう。

（1）まずは原則論から

まず確認したいことは、私たちは自閉症児の脳内に直接働きかけることはできない、という大原則です。つまり、この仮説で自閉症の原因だとされる「弱い一般化処理」や「強すぎる抽出処理」といった脳の情報処理の問題について、脳自体を直接いじって治すことはできないのです。

もちろん、脳には可塑性があり、脳に働きかけ、脳の情報処理能力を改善したり調整したりすることもある程度は可能です。でもそれはやはり、脳を開いて手術することではなく、外部から課題を与えたり有効な働きかけを行なったりすることによってなされるのであって、私たちができるのは、「外部からの働きかけ」だけなのです。

ここで「薬で治せないのか」と考えるのは自然ですが、現時点で自閉症を治せる薬はありません。もちろん将来的には開発される可能性がありますが、そうなったとしても、これまで見てきたとおり、自閉症の問題は、脳のどこかに悪い場所があるからそこを治せば良くなるというものではなく、脳の障害により環境に対する知覚・学習・適応が成立しないという発達ないし学習の問題です。ですから、仮に自閉症の治療薬が開発されたとしても、薬を飲めばすぐに治ってしまうということは考えられず、その薬を使いながら、脳のネットワークを作り直すようなリハビリ的な働きかけ、つまり「療育」が、結局は必要になると考えられるのです。

また、ここで、自閉症児の「心」とか「内面」といったことを新たに考える必要もありません。自閉症児が環境との関わりのなかでどのような困難を抱えているかは、脳の中まで含めて、すでに一般化障害仮説の中で明らかになっています。療育方針を観念的であいまいなものにしないためには、目に見えない構成概念は少なければ少ないほどいいのです。

とはいっても、この仮説に基づく療育方針は、いわゆる「徹底的行動主義」に基づくものでもありません。この仮説では皮膚の内側、脳の情報処理についてコネクショニスト・モデルを仮定し、その振る舞いを考慮して療育を考えます。つまり、「皮膚の内側」に構成概念をおいてそこに影響を与えることを目指しますから、純粋な意味での徹底的行動主義ではなく、あくまでも「認知心理学的アプローチ」の一種となります。

(2) 療育的働きかけの一般論

ここからは具体的な療育法について考えていきますが、自閉症に特化した議論に入る前に、コネクショニスト・モデルの心理学や脳科学のこれまでの知見に基づいた、より一般的な(でもきわめて重要な)ポイントに触れておきたいと思います。

① 課題に注意を向けているときにだけネットワークが変化し「学習」する

同じ課題を解く場合でも、ちゃんとその課題に注意や関心を向けている場合は、対応する脳ネットワークが変化を起こし学習するのに対して、注意を向けずにこなしている場合は脳は変化しないと言われています。「その場だけの処理」として済ませてしまい、学習しないのです。

療育というのは本質的に、脳の可塑性(変化し学習する性質)に期待し、脳を望ましい方向に変化させる試みですから、脳が変化しないのでは意味がありません。つまり、子どもに最優先で教えるべき課題の一つが、「特定の対象に注意を向けさせる」ということだと言えます。ABAにおけるアイコンタクトの訓練や、後でご紹介する「鏡の療育」で自分自身の鏡像に注目させるなど、子どもの課題遂行スキルに応じて、まずは注意力や環境への関心を上げることを目指すことが、その後の療育の効率アップに役立つでしょう。

② 学習には「脳にとって最適な時期」がある一方で、脳の可塑性は一生失われることはない

たとえば、ことばの獲得にとって最適な時期は、健常児がことばを獲得するまさにその時期であり、そこから遅れれば遅れるほど、学習は困難になっていきます。社会性やコミュニケーションについても同様だと思われます。

このことは、できるだけ早期から療育を開始することには意義があることを示唆しています。自閉症をできるだけ早期に発見し、すぐに療育を開始することによって、予後を改善できる可能性が高まります。

でも、療育が遅れてしまえばやってもやらなくても同じ、ということにはまったくなりません。脳はいくつになっても、ネットワークを変化させ学習する柔軟な可塑性をもち続けるのです。早く始めるに越したことはありませんが、遅すぎるということもありません。大切なのは、適切な介入を継続的に続けることです。

③ 小さく始めて、大きく育てる

これも、コネクショニスト・モデルのシミュレーションから発見された非常に重要な法則です。

ことばや社会性のような非常に複雑なことを教えるとき、いきなり複雑なことを教えても学習が進

みません。ところが、最初に単純で基本的なことを教え、それをマスターしてから複雑なことを教えると、ちゃんと学習できるのです。

ここでのポイントは、最初に教える「単純なこと」は、最終目標の「複雑なこと」の基盤になるようなものでなければならない、ということです。たとえば、絵カードでコミュニケーションを教える場合、最初に使う最も単純な要求表現の文法は、最後まで同じように有効でなければなりません。そのうえで、より複雑な表現がそこに加わってくる、という構造を保たなければならないのです。

(3) カナー型自閉症児への療育

それでは、自閉症児者への具体的な療育アプローチの考察に入ります。まずは、カナー型に近いと思われる「弱い一般化処理」モデルに対応する自閉症児者への療育についてです(図21)。

① 環境の構造化

このモデルにおいて、阻害されているフィードバック・ループを回すために最も大切なことは、図21左下の「環境からの入力」の部分です。この入力を意図的に調整することで、抽出処理によって作り出される情報の量と質をコントロールし、弱い一般化処理であっても情報が適切に処理され、オーバーフローを起こさない状態を作り出し、先に精神遅滞のモデルで示したような「小さなサイクルが健全に回る状態」を作り出すことを考えます。それにより、環境との相互作用が可能になり、少しずつ環境のリソースを知覚し、利用できるようになっていくことが期待できます。その結果、生きていく場としてのニッチが拡大し、環境へのより豊かな関わり、適応の改善が図られます。

では、自閉症児の脳への「環境からの入力」をコントロールするとは、具体的にどんなことを考えればいいのでしょうか?

まず、「量」という観点からは、情報量を減らさなければなりません。自閉症児の場合、環境からのありのままの量の情報を受け取ると、一般化処理がオーバーフローしてしまう(だからこそ障害として発現している)わけですから、このオーバーフローを防ぐためには、環境からの情報量を意図的に減らす必要があります。

次に、「質」という観点からは、意味のある情報だけを与える必要があります。情報の量を減らしたとしても、ただ漫然と減らしてしまっては、子どもにとって重要な情報まで入ってこなくなり、子どものニッチを狭めてしまうだけになってしまいますから、結局、有効な環境の知覚・学習は成立しません。

ですから、意味のある情報は残し、環境からのノイズと呼べるような余計な情報は徹底的にカットするという慎重な働きかけが必要になるのです。言い換えると、環境に対して療育者が積極的に働きかけ、自閉症児の生活環境のできるだけ幅広い範囲について、その環境がもっている重要な構造を分かりやすく提示することによって、環境のリソースを知覚・学習しやすくするようにしなければならない、ということになります。

これは、何かに似ています。

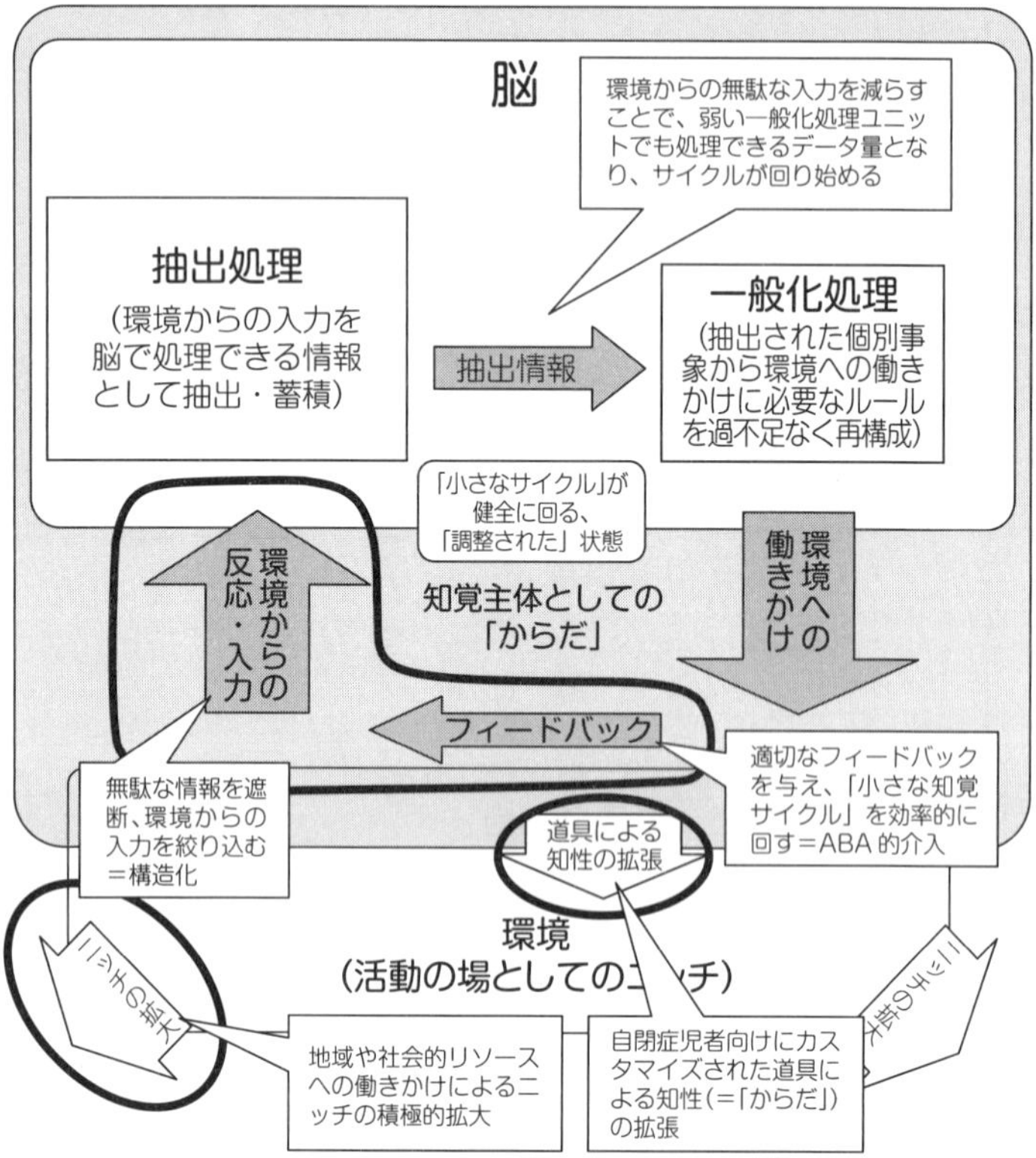

図21　「弱い一般化処理」への介入モデル

そうですね、TEACCHの療育技法の中核をなす「構造化」の考え方とまったく同じです。

TEACCHの構造化というのは、療育環境の多義性を徹底的に排除して、子どもが注目し利用すべき重要な情報が何であるのかがはっきり分かるようにすること、言い換えると、情報のコントラストを高めること、そのために環境を単純化することです。

ここに、今回の仮説

にそった説明を追加するとすれば、構造化は、弱った一般化処理でもオーバーフローを起こさずにルール化ができるように、事前に環境からの入力を整形・クリーニングして送り込むことだと言えます。

② 取り組むべき発達課題

取り組むべき発達課題については、どのように考えればいいでしょうか。

いろいろなことをやみくもにやらせるということではなく、ちょうど伸びつつあるスキル（TEACCHで言う「芽ばえ反応」が出ている発達課題）に目を向けるべきでしょう。そのようなスキルとは、環境との相互作用の「門」が開きかけているスキルだと言えますから、適切な働きかけによって、その門を開き、自閉症児者自らが環境とうまく関われるようになることが期待できます。その際、一つの場所では一つの発達課題といったように「空間の構造化」によって多義性を排除しながら、厳選した課題を慎重に教えることが必要でしょう。

ここで、さらに先の大脳モデルの視点に立つならば、療育の手順は「大脳の下の階層から上へ」、つまり最初は感覚と運動の統合＝感覚統合的な療育から始めて、粗大運動や感覚に極端な問題がなくなってから認知スキルのトレーニングに入るという手順がいい、ということも考えられます。

③ 環境や道具のリデザイン

さらに、ここで書いたような環境からの情報の絞り込み（構造化）という観点以外に、ギブソン理論に基づく環境のリデザインとニッチの積極的拡大という視点も重要になります。

私たちは、道具やコミュニケーション法といった環境のリソースを積極的に利用することで知性を実現し、環境に適応しています。ところが、自閉症児者にとっては、私たちが便利に使っている「道具」が非常に使いにくいものであったり、限られた能力のなかでは適応することが難しい領域があったりするために、環境との相互作用が阻害され、生きて活動する場としてのニッチが狭く貧しいものになっています。

これに対して私たちは、私たちの「道具」を無理やり使わせることにこだわるのではなく、自閉症児者にとって使いやすいように「道具」をデザインし直したり、自閉症児者の側ではなく、環境の側に働きかけたりすることによってニッチを意図的・積極的に拡大するという働きかけが求められます。具体的に言えば、たとえば、耳からの情報が理解しにくい自閉症児者に対し、音声言語の代わりに絵カードやトーキングエイドのような別のデザインの「道具」を提供すること、あるいは他人とのコミュニケーションが難しい自閉症児者をサポートするために、地域社会の多くの人と語り合い、サポートの必要性を理解してもらうことによって受け入れ態勢を整えていくといった社会的働きかけ（これによって自閉症児の生きる場＝ニッチを拡大できます）なども、この新しい枠組みの中では、本人にトレーニングを課し、課題を教え込むのとまったく同じ次元で重要な「治療的」アプローチだと理解できます。

このような、「脳内に働きかけるのも、道具を作るのも、環境を変えるのも、どれでも同じ目的を達成できるなら、それらは実質的に等価な働きかけである」というのも、自閉症療育にそのまま応用できるギブソン理論の重要な考え方の一つです。

④ フィードバックを構造化する

構造化や道具のリデザイン、ニッチの積極的拡大などは「環境からの入力」への介入ですが、もう一つ重要なことは、子どもからの「環境への働きかけ」の結果への介入、つまり、フィードバックです。

自閉症の子どもは、環境からの情報を取得、蓄積する抽出処理が相対的に過剰なので、何もしない状態では、環境からのフィードバックは他の雑多な情報にまぎれてノイズのようになってしまい、適切に処理することが難しくなります。フィードバックを適切に受け止め、処理することができなければ、環境への働きかけは一方的なものになり、環境を知覚・学習するためのフィードバック・ループが回りません。そこで、療育者の側がフィードバックに積極的に介入して、環境に対する働きかけとその結果との間の因果関係を、多義性を排除してくっきりと示すことが必要になります。つまり、環境の構造化によって環境からの情報のコントラストを引き上げたのと同じように、フィードバックも構造化する（つまり、何をすればどうなるという構造を明確化する）ことによって、フィードバック情報のコントラストも引き上げる必要があります。

フィードバックの構造化というのは変な言い方ですが、これは実は行動療法（ABA、応用行動分析）による行動の結果への介入に他なりません。行動療法では、自閉症児者の行動に対して、それが適切であれば即座にごほうび（強化子）を与え、適切でなければ適切な行動に誘導します。これは自閉症児者の側から見ると、環境への働きかけに対して、多義性がなく非常に分かりやすいフィードバックを受け取れることを意味します。ですからこういった行動療法的介入は、まさに環境からのフィードバックの構造化、フィードバック情報のコントラストの引き上げを行なっていることになります。

⑤ 無理な般化を求めない

五つ目として、般化訓練についても、従来の考え方とは少し違う結論が導かれます。

抽出処理が相対的に強いために一般化が阻害されている状態とは、常に一般化処理がオーバーフローするリスクを抱えた状態だと言えます。ですから、あるスキルを構造化された場面で習得したとして、そのスキルの般化のためにいろいろな場面で訓練を行なった場合、一般化処理がオーバーフローして学習ネットワークが破壊され、般化がうまくいかないばかりか、そのスキル自体が崩壊してしまう可能性があるのです。これは、先に解説した「折れ線現象」が起こるのと同じしくみです。このような問題は、一般化処理の能力自体が弱い、この「弱い一般化処理のモデル」に該当するカナー型自閉症児において特に顕著なのではないかと思われます。

したがって重要なことは、あらゆるスキルをすべて般化させて、自閉症児を複雑な社会に適応させていかなければならないと考えるのではなく、構造化された特定の場面（たとえば自宅）だけで使えればいいスキルはむしろそのままにして無理に般化させず、一般化処理のオーバーフローによるスキルの崩壊を防ぐ工夫も同時に考える必要がある、ということです。

どうしても般化させる必要のあるスキルも、ただ「スキルの般化」と考えるのではなく、複数の個別スキルの訓練として教えたほうがいい場合もあるでしょう。たとえば外食なら、外食一般を目指して般化訓練するのではなく、本人が実際に利用する外食店をたとえば三店選び、それぞれの店での対応を三つの個別ケースとして教えるほうが、結果として行動も定着し、本人も安心して行動できる可能性があります。

自閉症児にとって、どのようなスキルが般化可能で、どのようなスキルがそうではないかの判断の際に一つの目安となるのは、非線形分離性が高まるような般化になっていないか？　というポイントでしょう。つまり、すでに獲得したスキルに対して、例外や条件やルールの階層化が新たに加わるような般化訓練を行なうことは、スキル自体の崩壊などのリスクが大きいと推測できます。逆に、別の場面で同じ行動をとればいいだけの般化訓練なら、リスクが小さいと思われます。

このような問題は、スキルを獲得させる時点から考慮すべきでしょう。後で例外を作らなければならないようなスキルを獲得させるよりも、むしろ限定された場面でしか使えないけれども例外が生じないようなスキルを獲得させたほうがいいかもしれないのです。

また、これは別の見方をすると、自閉症児の快適な生活・人生のためには、一生を通じた環境への働きかけ・構造化のサポートが求められる、ということでもあると思います。

たとえば学校でさまざまなスキルを学んで卒業したとしても、その後は生活のすべてを構造化などの配慮のまったくない複雑な社会の中で過ごさなければならなくなったカナー型の自閉症者は、ほどなくさまざまなスキルにおいて「一般化処理のオーバーフロー」を起こしてしまい、せっかく身につけたスキルをどんどん失っていってしまうかもしれません。

これは「構造化された環境でのスキルトレーニングは複雑な社会に応用できないから意味がない」

と言っているのではありません。むしろ正反対です。自閉症児者は構造化された環境でなければ環境との相互作用のスキルを適切に学習できず、また維持することも困難な場合があるのです。だからこそ、一生を通じたサポートが求められるのです。

以上、カナー型の自閉症児（「弱い一般化処理」のモデルに適合する自閉症児）への療育の5本柱は、以下のとおりとなります。

① 構造化
② 道具のリデザイン
③ ニッチの積極的拡大
④（方法論的）行動療法
⑤ 無理な般化を求めない

驚くべきことに、TEACCHの理念や方法論とほとんど重なってしまいました。特に、③や⑤のような療育哲学に近いようなものまで重複しているという事実は、現場の経験から導かれたTEACCHの考え方の妥当性について、理論面から新たな光を当てるものなのではないかと思います。

（4） アスペルガー型自閉症児への療育

続いて、アスペルガー型の「強すぎる抽出処理」のモデルが適合する自閉症児への療育アプローチについても考えてみましょう。

実は、「強すぎる抽出処理」に該当する自閉症児への働きかけも、先ほどの「弱い一般化処理」の場合と大きくは違いません。先に説明した療育の5本柱もそのまま適用できます。ただし、これらの重みづけと、目指すべき目標の高さが違ってくると考えられます。

この「強すぎる抽出処理」のモデルにおいては、脳の処理能力だけを考えると、健常児と比べて劣っている部分はどこにもありません。もちろん、このモデルは単純化された極端な例ですから、実際には脳の処理能力全体にある程度のダメージを抱えているケースのほうが一般的だと考えるべきかもしれませんが、少なくとも最大の問題は処理能力のアンバランスにあるのであって、処理能力そのものにはないのです。ここが、先の「弱い一般化処理」のモデルとの最大の違いです。

ですから、このモデルに当てはまるお子さんの場合、療育的働きかけに、より積極的で強い意味合いをもたせることができると考えられます。

① 構造化

環境から雑多な情報を取り込みすぎることが一義的な問題になりますので、余計な感覚刺激の遮断

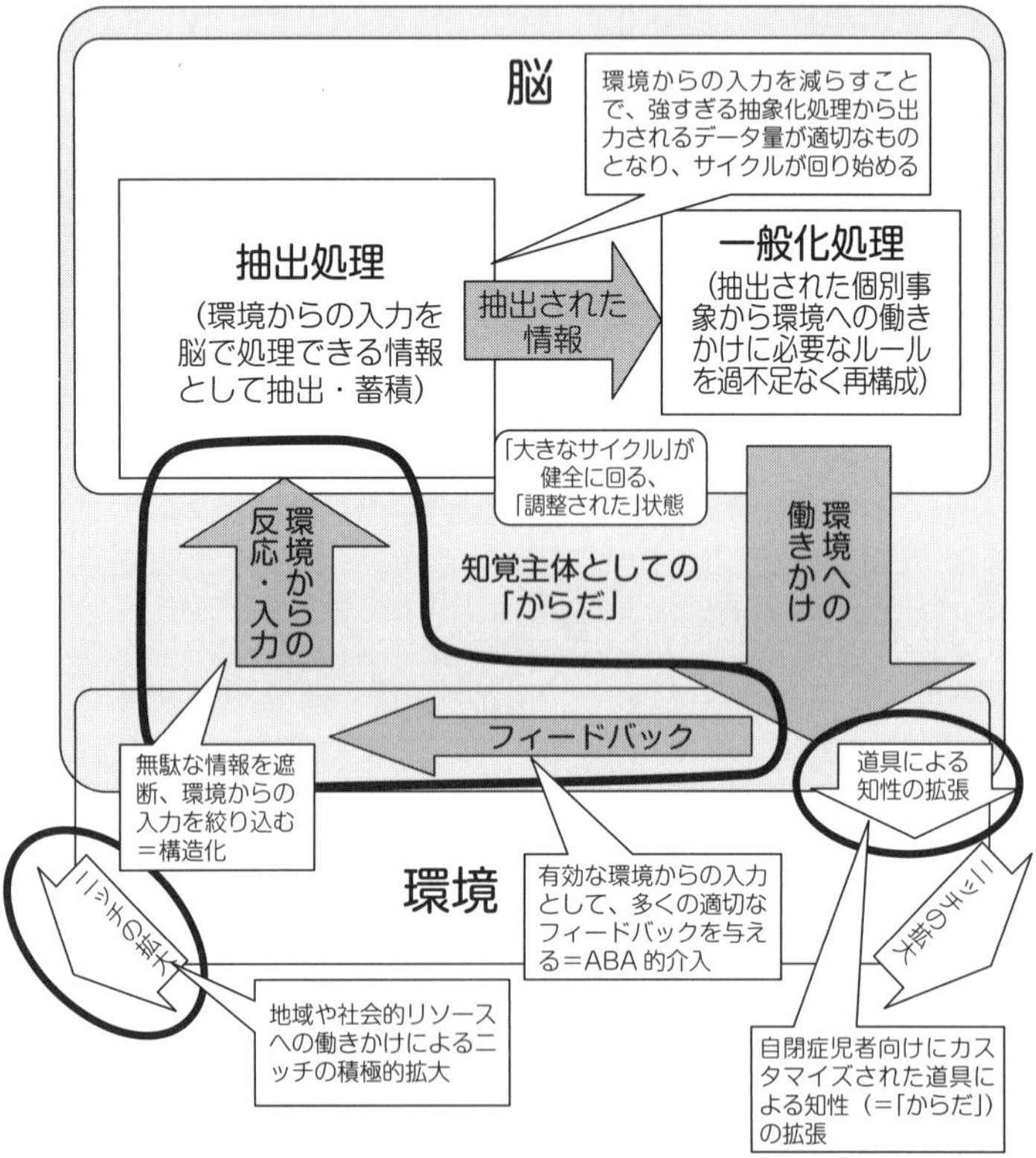
脳
環境からの入力を減らすことで、強すぎる抽象化処理から出力されるデータ量が適切なものとなり、サイクルが回り始める
抽出処理
（環境からの入力を脳で処理できる情報として抽出・蓄積）
抽出された情報
一般化処理
（抽出された個別事象から環境への働きかけに必要なルールを過不足なく再構成）
「大きなサイクル」が健全に回る、「調整された」状態
環境からの反応・入力
知覚主体としての「からだ」
環境への働きかけ
フィードバック
無駄な情報を遮断、環境からの入力を絞り込む＝構造化
道具による知性の拡張
環境
ニッチの拡大
有効な環境からの入力として、多くの適切なフィードバックを与える＝ABA 的介入
ニッチの拡大
地域や社会的リソースへの働きかけによるニッチの積極的拡大
自閉症児者向けにカスタマイズされた道具による知性（＝「からだ」）の拡張

図22　「強すぎる抽出処理」への介入モデル

が中心になるでしょう。イヤーマフやタオルケットなどを使った感覚遮断や静かな環境を用意することで課題に集中できる環境を作ったうえで、必要に応じてTEACCH的な空間・作業の構造化についても配慮します。

子ども本人へのインタビューや行動観察から、どのような感覚異常、知覚異常の傾向が強いかを評価して必要な対応を行ない、分かりやすく見通しのもてる療育スケジュールを設定して子どもが楽しく課題を遂行できる環境を整えましょう。

② 道具のリデザイン

このタイプの自閉症児者は、私たちが「道具」という名前から想像するような道具についてはたいてい問題なく利用することができるでしょう。ただし、ここで言っている「道具」には、実はことばや他人の知恵を使うといった、高度に社会的な環境のリソースにアクセスする手段まで含まれています。これらはこのタイプの自閉症児者にとっても使うのが難しい「道具」だと言えるでしょう。アスペルガー症候群の子ども向けの「ソーシャル・ストーリー」などは、社会性に関する療育の取り組みとしてとらえることもできるだけでなく、実は子どもにとって、社会にある複雑なリソースをうまく活用するための道具としての側面ももっています。

そのような視点に立つならば、対象が「強すぎる抽出処理」のモデルの自閉症児者であっても、必要に応じて特別な「道具」を提供して、環境のリソースをより豊かに利用できるように働きかけることには意味があるということが理解されるでしょう。

③ ニッチの積極的拡大

自閉症スペクトラムの子どもたちは、誰もがさまざまな「生きにくさ」を抱えています。ですから、周囲の大人が、学校や施設、地域社会の理解の輪を広げるように働きかけ、その生きにくさを少しでも解消することで子どもにとっての活動の場＝ニッチを積極的に拡大していくことは、どのタイプの自閉症児にとってもきわめて重要であることに変わりはありません。

それに加えて、こちらのモデルに当てはまる比較的能力の高い自閉症児者の場合、このニッチの拡大に本人自身がどう関わるのかについて考える必要があるでしょう。なぜなら、このようなケースの多くで、本人は成長のどこかのタイミングで障害を告知され、自らの障害に自覚的になるからです。子ども本人が周囲にどのようなメッセージを発すれば、自分が障害をもっているという事実を周囲とうまく共有し、理解者を増やしていけるのかについて、ソーシャル・ストーリー的な手法を活用したりして、子どもを巻き込んだ取り組みを行なうことが求められます。

④ 行動療法

適切なフィードバックと環境の整備を行なうことによって、理想的には健常児と同等の大きなフィードバック・ループのサイクルを回すことができると考えられますので、本人の適性に合わせながら、行動療法的な働きかけを積極的に行なっていくのが望ましいと言えます。

特に机に座って集中するようなフォーマルトレーニングへの適性が高い場合は、いわゆるハードな

ＡＢＡ、集中介入によって大きく状態を改善できる可能性があると考えられます。

ＡＢＡによる膨大なトレーニングを幼い自閉症児に課すという、いわゆるロヴァース型の早期集中介入が誰にとっても絶大な効果があるかどうかには異論もありますが、それらの研究で示されている、目覚しい効果をあげた子どもたちというのは、おそらくここで述べているようなタイプの子どもなのではないかと推測されます。

⑤ 無理な般化を求めない

基礎的な日常生活や簡単な会話に関しては、特に慎重な配慮がなくても、ある程度の般化が進んでいくでしょう。おそらく残されるのは、コミュニケーションの問題や複雑な社会性の問題だと思われます。（別の言い方をすれば「深い階層や条件構造をもつ高度な非線形分離課題」です。）

この仮説が示す方向に従うとすれば、こういった複雑な社会性の課題にまで完全な般化訓練を行なおうとするＲＤＩ的なアプローチよりは、さまざまなシーンを個別のルールとして単純化して教え、適応度を上げるソーシャル・ストーリー的な方向性のほうが正しい可能性が高いことになります。そしておそらく、このタイプの子どもは普通の子どもよりはるかに多くの「ソーシャル・ストーリー」を記憶する高い能力をもっているはずです。

この仮説が正しければ、ソーシャル・ストーリーとは社会的行動の般化を目指すというよりは、むしろ複雑な社会的行動の般化が難しいことを前提にした、無理な般化を避けて社会適応性を高める療育として位置づけるべきだということになります。

⑥ 療育の目標

環境の整備と適切な介入によって、発達指数・知能指数が同等の健常児の水準にまで状態を改善できる可能性があります。もちろんそれでも、複雑な社会性の学習についてはずっと困難が残るでしょうから、その「生きにくさ」に対するサポートを与え続ける必要は残ります。

（5） 最後に

繰り返しになりますが、「弱い一般化処理」のモデルも、「強すぎる抽出処理」のモデルも、どちらも自閉症の両極端の姿をモデル化したものですから、実際の自閉症児のほとんどは二つのモデルの混合、ないし中間に該当すると考えられます。したがって、上記である程度明確に区分して提示した二つのモデルに対する療育方針についても、実際には適切にブレンドして、子どもに合わせた中間点を見つけていかなければなりません。

幸い、実際にやるべきことは、① 構造化、② 道具のリデザイン、③ ニッチの積極的拡大、④ 行動療法、⑤ 無理な般化を求めない、この五つで共通していますから、まずはこの枠組みを構築することを最優先にして、そのなかでどのような療育を具体的に進めていけばいいのかを、子どもの状態を見ながら調整していけばいいのではないかと思います。

12　ここまでのまとめ

私たちは、環境に働きかけ、働きかけに対するフィードバックを含めたさまざまな入力を環境から受けます。私たちの脳は、この環境からの入力に対して、大きく分けて「抽出」「一般化」という二つの情報処理を行なっていると考えられます。このような脳の情報処理のモデルは、新しい認知科学の方法論であるコネクショニスト・モデル、つまり脳のネットワークのコンピュータ・シミュレーション研究によって導き出された知見です。

それぞれの情報処理過程の内容を簡単に説明すると、抽出とは個別の経験をどんどん蓄積していくこと、一般化とは蓄積された個別の経験から将来に向かって適用できるようなルールやプロトタイプを導き出すことを指しています。これらの情報処理が適切に行なわれることで、私たちは環境を理解し、環境に対して適切な相互作用ができるのです。

そして、環境への働きかけとそれに対するフィードバック、それらの情報を処理する脳のプロセス、これらがすべてうまく働いて環境との相互作用が繰り返される状態、つまり環境とのフィードバック・ループがうまく回っている状態のなかで、私たちは環境から学習し、環境に適応することができます。

これに対して、自閉症の脳では、一般化処理の力が相対的に（抽出処理と比べて）弱いと考えられます。その結果、抽出されただけの個別の記憶は優れているのに、それをルール化して環境と適切に関わる（もちろん、ことばや社会性、コミュニケーションもこれに含まれます）ことができなくなると考えられるのです。

自閉症とは、この「抽出∨一般化」という脳の情報処理能力のアンバランスにその本質があると考えられます。ですから、全体的な脳の情報処理能力は低くないのに処理能力のアンバランスがある、といったような状態もありえます。このような場合は、いわゆるアスペルガー症候群（ないし高機能自閉症）に該当すると考えられます。つまり、この仮説は、自閉症がなぜスペクトラム障害として現われるかについても、シンプルに説明できます。

コネクショニスト・モデルおよびギブソン理論から導かれた、この「一般化障害仮説」は、脳がどんなときにどんなふうに一般化に失敗するのかといった問題をコンピュータ・シミュレーションによって実験・確認することができるだけでなく、自閉症児に見られる、一見矛盾するように見えるさまざまな知見（パラドックス問題）を解くことができ、さらにそれ以外の一般的な自閉症児の行動や症状も説明できることから、妥当性はかなり高いと考えられます。

この自閉症の新しい理論モデルから導かれる、自閉症児療育の基本方針は次のようになります。既存の療育理論と対比すると、ＴＥＡＣＣＨとの親和性が高いことが分かります。

① 構造化——環境からの重要な情報を目立たせ、無駄な情報を排除する。

②環境のリデザイン――自閉症児者にとって「使いにくい」道具を無理に使わせようとせず、同様の機能を実現できる特別な「道具」を開発することを検討する。

③ニッチの積極的拡大――周囲の理解者を増やしたり社会的リソースを利用しやすくしたりすることで、自閉症児者が利用できる環境、活動できる場を広げていく。

④（方法論的）行動療法――子どもからの環境への働きかけに明快なフィードバックを与える。

⑤無理な般化を求めない――無理な般化は習得したスキルの崩壊につながるリスクがあると理解する。

⑥「注意を向ける」ことを最初に訓練する――注意や関心を向けて活動することで、初めて脳は変化し「学習」する。

⑦できれば早期介入――早く始めるほど効果的。でもいつ始めても効果はある。

⑧小さく始めて、大きく育てる――最初は単純なことから教えることで複雑なことも学習できるようになる。

コラム　従来の認知科学的自閉症理論との相違

本書では、認知科学におけるパラダイム・シフトと、自閉症へのこれまでの認知心理学的アプローチを対比し、認知科学、人工知能研究の世界で起こった変革を自閉症への理論的アプローチにおいても実現しなければならない、という視点から新しい理論モデルを構築することを目指しています。

このような視点からの自閉症研究として、本書とは別の流れが一つ存在しています。それが、渡部信一『鉄腕アトムと晋平君―ロボット研究の進化と自閉症児の発達』、同『ロボット化する子どもたち―「学び」の認知科学』などで展開されている理論です。

これらの研究は、出発点が本書と非常に近いにもかかわらず、構造化された環境のもとでスモールステップで訓練するというTEACCH的、ABA的な療育を否定する結論を導いており、本書とは正反対の内容が主張されています。

両者の相違があまりにも大きいことから、これをもって自閉症への認知科学的アプローチは混乱しているという誤解を与えてしまうことは本意ではないので、本書の立場がこれらの研究とどのように違うのかについて、あえて説明しておきます。

これらの研究における自閉症療育に関する主張の骨格は、以下のとおりだと理解されます。

①（古典的）計算主義に基づくロボットは複雑な環境に適応できなかった

② 新しい世代のロボットは「環境から自ら学ぶ」システムに進化した
③ 現在主流の「スモールステップで訓練する」という自閉症療育は「計算主義」なので、複雑な環境への適応は望めない
④ 自閉症療育のあるべき姿は、ロボットの進化同様、「環境から自ら学ぶ」やり方にある

この主張のうち、①と②は本書の主張と同じです。

ただし、ロボットや人工知能で問題になったのは、実は知識の教え方ではなく、環境を学習し応用するためのしくみ、アーキテクチャであることに注目する必要があります。ですから、認知科学のパラダイム・シフトによって起こったことは、ロボットに対して教えることを変えることではなく、ロボットが知性を実現するためのアーキテクチャを変えることだったのです。つまり、①から②に移行するところで、ロボットの「脳」が新しいものに入れ替わっています。環境から自ら学ぶという能力は、教え方を変えるだけで実現しているのではなく、ロボットの「脳」にあたる情報処理のアーキテクチャそのものを変えたからこそ、実現しているのです。

そう考えると、上記の②と③の間には、きわめて大きな論理の飛躍があることが分かります。①と②の間で、ロボット（あるいは人工知能）の「脳（アーキテクチャ）」は入れ替わっているのに、③と④の間では自閉症児の「脳」は入れ替わっていないからです。

つまり、人工知能のアーキテクチャの進化こそがパラダイム・シフトの本質であって、人工知能への教え方の進化はそれに連動して初めて意味をもつ要素でしかないのに、それだけが切り離されて本質であるかのように扱われているのです。①②の前提から③は導けていないので、これらの研究における上

記の論理は成立しないことになります。

むしろ注目すべきは、「古い人工知能」が直面した困難と、自閉症児が課題の遂行時に見せる困難に類似性があるという指摘でしょう。そして、この観察結果から真に導くべきなのは、自閉症児の脳は、環境から自ら学ぶというスキルに障害をもっているのではないだろうか、という推論です。この視点から導かれたのが本書の一般化障害仮説であり、この仮説からは、自閉症児の療育には構造化やABAなどの特別な環境、特別な配慮が必要だと結論されます。

「複雑な環境にいきなり放り込んで試行錯誤させる」というのは、ケガをした部分を治すのにいきなりその部分をハードに酷使するのと同じで、自閉症児者の弱みを無視した、不適切なやり方になる可能性が高いでしょう。

スモールステップに還元された行動をいくら寄せ集めても必ずしも「全体」にならないのは事実で、そういう意味では、統制された環境の中での訓練だけでは健常児と同じようには学べない、という主張そのものは否定できません。

でもそこから、統制された訓練よりも複雑な環境に放り込むほうが自閉症児者の発達を促すことができる、と考えるのは、やはり論理の飛躍でしょう。複雑な環境に自力で適応できないことこそが自閉症児者の困難の本質なのであって、それを乗り越えるためには、やはり地道な「訓練」のなかから、少しずつ環境との相互作用の力を伸ばしていくことが必要なのだと思います。

第5章　具体的な療育の取り組みについて

1　新しいモデルに基づく自閉症療育のポイント

前章で、新しい自閉症のモデルに基づく療育の指針を示しました。

①　構造化
②　環境のリデザイン
③　ニッチの積極的拡大
④（方法論的）行動療法
⑤　無理な般化を求めない
⑥「注意を向ける」ことを最初に訓練する

⑦ できれば早期介入
⑧ 小さく始めて、大きく育てる

これらの指針に基づく具体的な療育の枠組みについては、今後の実践的取り組みのなかで深められていくべきものであろうと考えますし、ここで網羅的な療育法を示すことは著者たちの力量を超えるところでもあります。本章では、基本的な療育的取り組みのための大まかな絵を描くことで、家庭などにおける療育的働きかけの一助としたいと思います。

（1） まずは環境との相互作用のスイッチを入れる

私たちの知性とは、環境との相互作用を繰り返すことによる学習と適応によって成り立っています。そして、自閉症児が見せる困難は、まさにこの環境との相互作用が満足に成り立たないことによって起こっていると考えられます。

先の指針に、自閉症児への療育の開始は早ければ早いほどいいということが言われていますが、そのように早期から療育を始めようとする場合や、発達の遅れが大きい場合には、療育を開始しようにも、こちらからの働きかけにまったく反応しないことも少なくありません。

これは、その子どもにとって、環境との相互作用の最も基本となる足場さえまだ十分に確立されていない、ということを意味していると考えられます。ですから、このような子どもに対する療育の第一歩は、環境と相互作用することの足場を作り、そのスイッチを入れることになります。そのための具体的な療育法として、以下の三つのアイデアを後述します。

・感覚統合
・鏡の療育
・「ママは味方」メソッド（母親への愛着形成）

（2） 構造化とＡＢＡ

環境との相互作用がわずかながらも芽ばえてきて、こちらからの働きかけへの反応が見られるようになったら、徐々に本格的な療育に取り組んでいけるようになります。

この段階で絶対に必要になるのが、ＴＥＡＣＣＨの構造化およびＡＢＡ（応用行動分析）のテクニックです。すでに前章で詳しく説明したとおり、これら二つの技法を駆使することによって自閉症児の環境とのフィードバック・サイクルを回し始めることが、あらゆる領域における自閉症児の発達を促進するために決定的に重要です。

これらのテクニックについて手短にまとめた書籍が意外に少ないので、要点について整理したいと思います。

(3) 必要な「道具」をカスタムメイド

自閉症児は、私たちとは異なる認知のしくみをもち、私たちが当たり前に使えるような「道具」を使うことに著しい困難を抱えていることが多くあります。そのような場合、私たちはそれらの「道具」を無理に使わせようとするのではなく、自閉症児の困難に配慮した特別な「道具」を作って提供することによって、環境との相互作用・環境のリソースの利用を促進することを考える必要があります。私たちの目標は自閉症児にとっての活動の場(ニッチ)を大きく豊かなものにすることにあるのであって、特定の道具を硬直的に使わせることにあるのではありません。

もちろん、「道具」と言っても、ハサミやのこぎりのことを言っているわけではありません(そういったものをカスタマイズすることも、もちろん素晴らしいことですが!)。自閉症児のための特別な「道具」として、ここでは絵カードを使ってコミュニケーションを教える「PECS」と、視覚化された手順書などを使って複雑な社会性を教える「ソーシャル・ストーリー」について簡単に紹介します。

(4) 環境との相互作用を療育する

先の理論モデルにより、自閉症の障害の本質は、一般化の困難による環境との相互作用の失敗であるということが示されました。したがって、自閉症児の療育の方向性とは、端的には環境との相互作用の能力を高めていくことにある、ということができます。
そのための具体的に取り組むべき領域は、以下のようなものになるでしょう。

① コミュニケーション
② 認知力
③ 生活自立
④ 社会性
⑤ 時間
⑥ 余暇

右の領域区分は、自閉症およびＴＥＡＣＣＨの優れた入門書である佐々木正美『自閉症のすべてがわかる本』で紹介されているものですが、この区分をベースに、具体的な取り組みについて後で簡単に触れたいと思います。

2　「環境との相互作用」のスイッチを入れる

子どもが自閉症だと分かったとき、おもちゃで遊ばせたり課題をやらせたりといった療育をすぐにスタートできるのは、むしろ恵まれたケースかもしれません。むしろ、そのような療育をやろうにも、こちらからの働きかけにまったく反応しないことに途方にくれることも少なくないでしょう。

この段階にある自閉症児は、おそらくまだ自分の周囲の環境、外界を適切に知覚するところまでたどりついていないと考えられます。自閉症とは、環境と相互作用して適応していくことの障害ですので、療育の本当の第一歩は、最も原初的な環境との相互作用が始まるように働きかけること、言い換えれば「環境との相互作用のスイッチを入れる」ことになります。

「自分」が活動する世界としての環境、つまり、そこに存在するものに働きかけ、生き残りに必要な活動を行なっていく場所としての環境を知覚するためには、大きく分けると次の二つのスキルを伸ばしていく必要があると考えられます。

・ボディ・イメージを作ること。
・操作の対象としての環境に気づくこと。

私たちヒトのように「からだ」をもった存在が環境と関わるための出発点は、①自分のからだの存在に気づくこと、②自分のからだと外界との境界に気づくこと、③「自分」と「外界」との関係に気づくこと、です。ここで、最初の二つがボディ・イメージと関係し、最後の一つが操作の対象としての環境と関係します。もっとくだいて言えば、自分の「からだ」に気づいて、自分の「からだ」をとりまく「環境」に気づいて、その「環境」を自分が操作できることに気づく、という三段階のステップこそが、この段階の療育で伸ばそうとしている認知スキルなのです。そのために適用される療育技法は、主に次の二つです。

・感覚統合
・鏡の療育

ところで、ここで言う「環境」には、本来ヒトが含まれています。言うまでもなく、ヒトにとってヒト（他人）は、環境の中にある、生き残っていくために関わらなければならない最も重要な存在です。

その一方で、自閉症児はヒトとの関わりにおいてきわめて深刻な困難を抱えているのも事実です。ですから、この最初期の療育では、あまり欲張らずに、ヒトと関わるための最低限の働きかけを考えましょう。

・「ママは味方」メソッド（母親への愛着形成）

まずはこの三つの方法について考えていきます。

この段階の目標は、「何から手をつけていいか分からない状態」から「どんな形であれ、こちらからの働きかけや環境の変化に対する反応がある状態」に変えていくことです。

（1） 感覚統合

本書で想定する感覚統合とは、バランス感覚やからだのさまざまな部分への触覚刺激、歩く・走るといったからだ全体の運動（粗大運動）といったものを通じて、自分のからだが存在する感覚を確かなものにするための療育です。先に触れたこの段階の療育のテーマにそって言うとすれば、自分のからだが受ける感覚のみで完結する感覚統合は、ボディ・イメージを確立させるための最初の一歩になります。こういった感覚の学習は、まさに「からだ」で覚えるものですから、リハビリテーションと同様に、子どもが嫌がらない範囲で（できれば楽しいと感じることを）さまざまな刺激を与え、運動をさせていくことが基本になります。

家庭においても、子ども用のバランスボール、ボールプール、子ども用のジムやトランポリン、タオルケット、かけ・しき布団や毛布、ソファ、ベッド、階段など、あるいは公園にある遊具などを使って、感覚統合を行なうことができます。与えるべき刺激は主に、からだのあらゆる部分に対する触覚刺激とからだの重力に対するバランス感覚への刺激であり、させるべき運動は、当面は歩くこと・走ること・ジャンプすること・バランスをとること・しがみつくこと・皮膚への接触・摩擦などです。最初は親が介助しないと何もしてくれないかもしれませんが、徐々に自発的な活動が増えてくることが期待できるでしょう。

なお、感覚統合療法の背景には認知科学的な理論モデルが存在しますが、そのモデルは古い人工知能研究的なアプローチに近いものであり、必ずしも本書における主張と合致するものではありません。ここではあくまで実践的な取り組みとして紹介しています。

(2) 鏡の療育

本書で紹介するオリジナル療育法の一つとして、先に説明したボディ・イメージの確立と操作の対象としての環境への気づきという二つの最重要スキルの発達を同時に促すことが期待できる療育法が、「鏡の療育」です。

感覚統合によって得られるボディ・イメージが自分の体性感覚の中だけで完結してしまう側面があるのに対し、「鏡の療育」では、環境の中にいる自分への気づきを促すことによって、自己の中だけで完結していたボディ・イメージを、環境の側に引っ張り出してくる効果が期待できます。つまり、感覚統合によって得られるボディ・イメージが「自分の『からだ』の知覚」だとすれば、鏡の療育によって伸ばそうとしているのは、その知覚をさらに拡張した「環境の(原初的な)知覚」だと言えます。

療育と言っても難しいことは何もする必要がなく、リビングや子ども部屋など、お子さんの普段の生活空間に、全身が映るような大きな鏡を設置するだけです。お子さんが親からの介入に抵抗しないのであれば、鏡の前でからだを動かして遊ぶように誘導することが有効ですが、親からの介入を嫌がるようであれば、自然に任せても構いません。

なお、安全のため、鏡には割れにくいアクリルミラーを使い、四隅の鋭角を丸めるなどの加工を施し、さらに壁やドアなどにしっかりと固定して、落としたり子どもが取り外したりできないようにすることが重要です。鏡の破損などによる事故は子どもの深刻なケガにつながる危険性があるので、これらの注意事項を必ず守って鏡を設置しましょう。

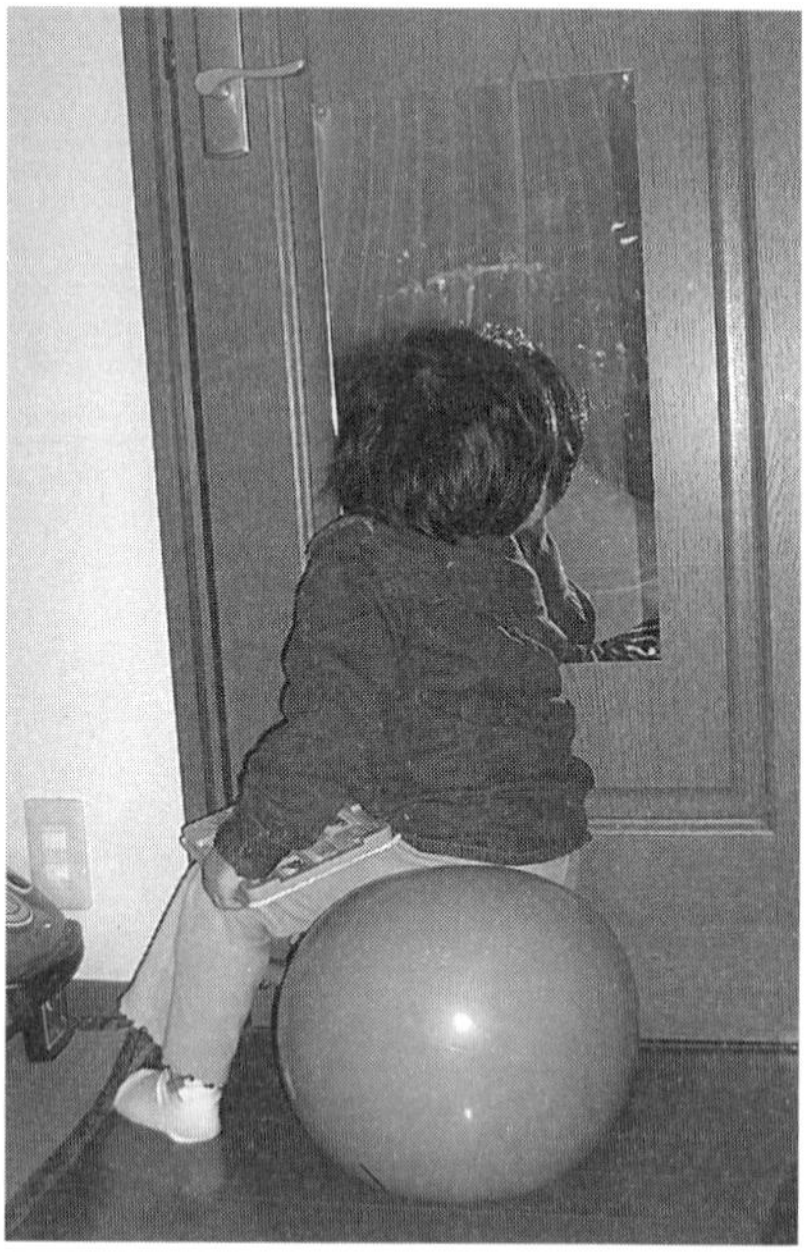

「鏡の療育」の様子

鏡には、他のおもちゃにはない次のような特長があり、これらが環境との相互作用の弱い自閉症児に有効に働きます。

・適切な意図をもって接しなくても反応がある。
・微細運動を行なわなくても反応がある。
・鏡はただの一枚の板であり、部品だけで無意味な遊びをするといったことがない。
・こちらの動きに対し、一瞬の遅れもなく即座に反応が返ってくる。
・同じ動きに対しては同じ反応が返ってくるため、因果関係が明確である。

これらの特長により、普通のおもちゃを与えても感覚遊びや常同遊びにふけってしまう子どもでも、からだを動かして鏡像の動き（反応）を楽しむという、適切な操作遊びに容易に導くことができます。鏡の療育を導入する時の最初の目標は、このような初めての操作遊びの体験をさせることにあります。

この体験により、鏡の前でからだを動かして鏡像を見る、という遊びに関心をもつようになれば、それを繰り返すなかで、先に書いたようなボディ・イメージの確立と、操作の対象としての環境への気づきにいたることができるでしょう。

（3）「ママは味方」メソッド（母親への愛着形成）

この段階の自閉症児にとって、親を含めた「ヒトという存在」は、あまりにも複雑かつあいまいで多義性に富み、まともに知覚することさえ難しい存在であると考えられます。ですから、ヒトとの関わりについての療育の最初の目標は、最も身近な存在である母親に気づくこと、母親と愛着関係を作ること、そして母親の存在への気づきを出発点にして、ヒトの存在に気づき、初歩的な関わりを始められるようになることにあります。

ヒトの複雑さがどこにあるのかと言えば、最も端的には「いつも同じ行動をするとは限らない」というところにあります。あるときにミルクを欲しがったら飲ませてくれて、別のときに同じように欲しがっても飲ませてくれない、あるいは、あるときは楽しいことをしてくれて、あるときは嫌なことをさせられる、ということが普通に起こります。

健常児であれば、こういったことをすべてひっくるめた母親の存在を統合的に知覚し、母親と容易に愛着関係を築くことができますが、自閉症児にとっては、このような矛盾した存在を知覚し、関わる（相互作用を行なう）ことはとても難しいのです。

だとすれば、できるだけ母親を矛盾しない（複雑さや多義性の少ない）存在にしていくことが、子どもが母親を理解するための助けになるはずです。ここから生まれる本書オリジナルの療育法が、この「ママは味方メソッド」です。

このメソッドでは、「母親＝味方」「父親＝悪役」というシンプルな構図を作り出すことを意識して行動します。つまり、子どもにとって楽しいこと（ごはんを与える、ほめる、抱きしめる、安心させる）は極力母親がやるようにし、逆に子どもにとって辛いこと（叱る、ちょっと怖い遊びをする、嫌がることをやらせる）は父親がやるようにします。できるだけ、母親は楽しいことばかりしてくれるという状況を作ることで、まずは母親を矛盾しない存在にして、基本的信頼を作ることに努めるわけです。

誤解しないでいただきたいのは、これは単に母親に愛着をもってもらって父親がスケープゴートになるという構図ではなく、母親のみならず父親も「矛盾しない存在」になるのだ、ということです。父親は悪役ではあっても、分かりやすい存在になることで、子どもから気づかれる可能性が高まる、と考えることができるのです。

この「ママは味方」メソッドには、もう一つ副次的な効果があります。それは、母親にとって「叱らない子育て」を意識する一つのきっかけになる、ということです。

自閉症児の療育に大きな効果のある応用行動分析（ＡＢＡ）では、できるだけ叱らずに問題行動をコントロールするということを重視します。「ママは味方」メソッドでは、母親は叱ることをできるだけ避けるよう意識して行動することになるため、たとえば子どもが問題行動を起こしたのに、近くに叱ってくれる父親がいない場合に、母親はまずは「叱らずにやめさせる方法はないだろうか？」と考えないわけにはいかなくなります。このような場面を繰り返し経験することで、後で述べる「代替行動の強化」などの、叱らないＡＢＡのテクニックを使うきっかけ、動機づけになると思います。（もちろんこれは、父親はＡＢＡなんて気にせずに叱っていい、という意味では全然ありません。父親もやはり、ＡＢＡを勉強して「叱らない子育て」を目指す必要があることは、言うまでもありません。）

3　構造化

こちらからの働きかけに最小限の反応が出てくる、具体的には、何かを欲しがったり、嫌がったり、愛着行動を示したり、鏡に対して自発的な働きかけのようなものが出てきたりといった行動が出てきたら、これまでの原初的な環境との相互作用を重視した療育を継続しつつ、少しずつより本格的な療育プログラムを導入していきます。

これ以降の療育で決定的に重要になるのが、ＴＥＡＣＣＨで活用される「構造化」の考え方と、次項で述べる応用行動分析（ＡＢＡ）による行動変容のテクニックです。

（1）ＴＥＡＣＣＨの構造化とは

構造化とは、ＴＥＡＣＣＨで全面的に採用されている療育環境への介入テクニックであり、自閉症児が理解しやすいように、家庭を含めた療育の環境を改変することを言います。

自閉症児が最も苦しんでいるのは、いま自分がどういう状況にいて、何を求められていて、あとどのくらい続けなければいけないのか、といった情報を環境から手に入れることです。情報を環境から手に入れるというのは、人から手助けを受けずに、自分ひとりで必要な情報を見つけて理解し、それに従うことを言います。

たとえば、自分がいま療育センターに来ていて、隣の教室に移動してひも通しの課題を始めなければいけない、そしてその課題を10分くらいやったらおやつが食べられる、といったことがよく理解できません。理解できないから、「おやつが食べたい」という短絡的な欲求のためにパニックにおちいったり、なぜ移動させられるか分からなくて混乱したり、いつまで課題をしなければいけないか分からなくて逃げ出したりするのです。

こういった問題は、自閉症児がなまけていたり、言うことをちゃんと聞いていなかったりするから起こるのではなくて、まさに自閉症児がもっている脳の障害からくる避けられない困難さから起こっています。ですから、「何度も言って聞かせる」とか「子どもにもっと頑張ってもらう」とか「ビシビシ叱って鍛える」といったやり方では効果がないどころか、自閉症児にストレスを与えて状況を悪化させてしまいます。

ここで必要になってくるのが、構造化という考え方です。

自閉症児にとって、私たちが普通に生活している環境はあまりに複雑すぎるため、そのなかから、自分にとって必要な意味のある情報を取り出すことがとても難しいのです。そこで、私たちが環境に働きかけて、自閉症児にとって分かりやすい＝必要な情報を取り出しやすい環境を作ってあげることで、自閉症児も自分で何をすべきかが分かり、時間の見通しももてるようになるので、もっている能力を最大限に発揮できるようになります。

このように、私たちが環境の側にまで働きかけることによって、自閉症児の能力を最大限に発揮できる状況を整えることを、ＴＥＡＣＣＨでは構造化と呼んでいるわけです。

(2) 構造化のためのアイデア

構造化の具体的なアイデアには、次のようなものがあります。

構造化については具体例をいくつも見ることで実感がわく側面が大きいと思いますので、詳細については、そういった具体例が豊富に掲載されたＴＥＡＣＣＨ関連書（読書案内にて紹介）を参照願います。

① 空間の構造化
② 時間の構造化
③ 作業の構造化
④ 手順の構造化
⑤ 視覚化

「空間の構造化」とは、教室や生活空間を物理的に仕切って色分けしたり、一つの場所を一つの目的にしか使わないようにしたりして、どの場所は何をするところかを分かりやすくすることです。家庭の療育でも、遊ぶ場所・食事する場所・課題をする場所といったものをできる限り区分けし、課題をやるときにテレビがついていたりおもちゃが目に入ったりしないようにするなどの「空間の構造化」が可能です。簡単に言えば、雑然とした環境で何かをさせるということができるだけ少なくなるように、工夫しなければなりません。

「時間の構造化」とは、スケジュールを事前に提示し、現在どの位置にいるのかが常に分かるようにする、あるいはタイマーなどを組み合わせて、現在の作業がどのくらい続き、次にどんなことがあって、「終わり」はいつ来るのかといった、時間に対する見通しを分かりやすくすることです。

「作業の構造化」とは、いわゆるワークシステムと呼ばれているもので、作業課題を行なう際に、どんな作業をどのくらいやって、終わったら何ができるかといった情報を分かりやすく提示することで、作業に自発的に取り組める環境を作ることです。また、作業自体を分かりやすく構成することも含まれます。たとえばいくつかの課題をやらせようと考えたとき、課題を「いつもの場所」から持ってきて、課題が終わるごとに別の場所にしまい、もってきた課題が全部なくなれば終了、といったように、「作業を順当に進めていけばちゃんと終わる」ように手順を工夫することが「作業の構造化」です。

「手順の構造化」とは、一つ一つの作業の進め方や複数の作業の流れを、たとえば左から右に、上から下に、道具を出して作業をして道具をしまう、といったように、同じパターンで繰り返し、覚えられるような分かりやすい順序にすることです。

そして、「視覚化」とは、耳で聞くよりも目で見るほうが分かりやすい（視覚優位）という自閉症児の特性をふまえ、あらゆる情報を目で見て分かるようにすることを指します。たとえば、スケジュールを図示する、作業の流れを絵で上から下に表示する、話しことばではなく絵カードによるコミュニケーションを教えるといったことです。

4　ABA（応用行動分析）

ABAというのは、行動主義心理学の研究の中で確認されたヒトの行動に関する知見（行動理論）を応用し、子どもの行動に適切に働きかける（介入する）ことで、子どもの行動を変えたり、新しいことを学習させたりする療育のテクニックです。「行動療法」と呼ばれることもあります。

(1) ABAの四大基本ルール

a 強化——望ましい行動の直後に「ごほうび」を与えることで、その行動を起こりやすくする。

b 消去——望ましくない行動の直後に「ごほうび」を与えないことで、その行動を減らしていく。

c 代替行動の強化——望ましくない行動に代わる望ましい行動を提示し、「ごほうび」を与えることで、望ましくない行動を望ましい行動に切り替えていく。

d 罰の回避——望ましくない行動を抑えるために罰を与えることは、できるだけ避ける。

(2) 行動随伴性

ABAでは「行動随伴性」という概念が登場します。

一見難しそうですが、「ある行動に対してどのような『結果』がついてくるか」という関係（に注目すること）を指しています。ですから、子どものいろいろな行動について、「その行動の結果、どんなごほうびや嫌なことが起こるか」ということを考え、その関係を積極的に変えていく（介入する）ということを考えるのです。

たとえば、子どもに椅子に座ることを教えたければ、子どもが椅子に座ったら（望ましい行動）子どもの好きなお菓子を与える（ごほうび）、ということを繰り返せばいいわけです。これを「強化」

と言います。

ここで重要なことは、ごほうびは、望ましい行動の直後に与えなければならないということです。椅子に座るという行動を強化したければ、椅子に座った瞬間にごほうびをあげなければなりません。逆に、「椅子に座り続ける」ことを訓練したい場合は、椅子に座っている一定時間ごとにごほうびをあげます。しばらく椅子に座らせて、子どもが飽きて立ち上がったときに「よくがんばったね」と言ってごほうびをあげてしまうと、ごほうびの直前の行動、つまり「飽きて立ち上がる」ことを強化してしまうので注意しましょう。

(3) 罰について

望ましくない行動をやめさせるときは、「罰」*を与えてやめさせようとしてはいけません。罰（行動の直後に嫌なことを与えて行動を減らそうとすること）は効果的ではないことが多く、ＡＢＡではできるだけ使うことを避けるべき最後の手段とされています。

罰によって一時的に行動は抑えられるかもしれませんが、罰をやめればまた行動は復活してしまい

*なぜ私たちは、罰を使いがちなのでしょうか？　それは、罰の直後に問題行動が収まるという「ごほうび」が与えられるために、私たち自身が罰を使うことを強化されてしまっているからです。長期的には効果の薄い応急処置でしかない罰が広く使われる理由はここにあります。このように、自分自身の行動もＡＢＡ的に行動随伴性で考えることが、ＡＢＡの理解を深めるうえではとても大切です。

ますし、親の目の届かないところでその望ましくない行動を起こすようになります。罰によって抑えることができるのは、問題行動をすることではなく、「叱る人の目の前で」問題行動をすることでしかないのです。

(4) 消去と代替行動

では、罰を与えずにどうすればいいかと言うと、ルールのｂとｃにあるように、「消去と代替行動」を使うのが原則です。

消去というのは、行動を強化していた「ごほうび」を与えないようにすることで、その行動を徐々に起こりにくくしていくことです。ＡＢＡでは、どんな問題行動も「ごほうび」が与えられているから続いているのだ、と考えます。

たとえば自閉症児のパニックを考えてみます。パニックに「ごほうび」が与えられているとはすぐには信じられないかもしれませんが、冷静に考えてみると、それによって欲しいものが手に入ったり、構ってもらえたり、面倒な課題を避けられたり、退屈な場所を脱出できたりといった「ごほうび」が存在することに気づくはずです。

問題行動をやめさせるためには、まずは何が「ごほうび」になっているのかをはっきりさせることです。そして、問題行動を起こしてもその「ごほうび」が手に入らないように、私たちの行動や環境を変えます。これによって問題行動を消去することを目指すのです。

そして、消去と同じくらい大切なのが代替行動です。問題行動を起こす子どもは、それによって得られる「ごほうび」を求めていて、それを手に入れるためにその問題行動を起こしています。ですから、その「ごほうび」を問題行動を起こしても与えなくするだけでは不十分で、問題行動とは別の、より適切な行動で、しかも同じ「ごほうび」が手に入る方法を提示してあげる必要があるのです。そうしなければ、子どもはどうやっても「ごほうび」が手に入らないことになり、強いストレスを受けてしまうことになります。

たとえば、課題が難しすぎるときにパニックを起こしてその場を逃げようとする子どもには、パニックを起こしても課題からは逃げられないと教える（課題から逃げられるという「ごほうび」を与えない＝消去）のと同時に、たとえば手をあげたり絵カードを提示したりすることで「この課題は難しい」という意思表示ができるように訓練します。そうすれば、子どもはパニックという問題行動を起こさなくても、より適切な方法で「難しいから助けて欲しい」という意思表示ができるようになり、それによって休憩したり別の課題に替えてもらったりといった、子どもが必要とする適切なサポート＝「ごほうび」*が手に入るようになります。

＊ある種の常同行動などは、行動による刺激そのものが「ごほうび」になっている場合もあり、ここで紹介したような「消去と代替行動のセット」が使えない場合もあります。そのような場合で、かつ本当にその問題行動をやめさせなければならないケースでは、やむをえず「罰と代替行動のセット」を使う場合もあるでしょう。この場合も、できるだけスムーズに問題行動を代替行動のほうに誘導していくことが大切です。

消去と代替行動の強化をセットで行なうことが、問題行動をやめさせるためのＡＢＡの基本になります。

以上で、ＡＢＡの基本的な原理は終わりです。ここからは、やや応用的なＡＢＡのテクニックについて解説します。

（5） 応用的なＡＢＡのテクニック

e プロンプトとフェイディング

たとえば、先ほど例にあげた「椅子に座る」という行動を初めて教えるときのことを考えてみましょう。最も原始的な方法は、椅子を用意して、子どもが偶然椅子に座るのをずっと待っている（そして運よく座ったら「ごほうび」をあげる）というやり方です。

でも、これではあまりに非効率です。ですから、まずは子どものからだを誘導して、椅子に座ることを「手助け」します。そして手助けによって椅子に座ることができたら、即座に「ごほうび」を与えます。この手助けのことを「プロンプト」と呼びます。プロンプトには、物理的に相手のからだを動かすことや、身振りやことばで指示を与えること、見本を見せることなどが含まれます。

プロンプトに関する重要なポイントは、できるだけ早くやめなければならないということです。そうしないと、望ましい行動を自発的にすることではなく、「プロンプトされたらやる」という受身的な行動が学習されてしまいます。つまり、プロンプトが本来の「手助け」ではなく、行動を始める前提条件に変質してしまうわけです。ですから、プロンプトによって目的の行動が出てくるようになったら、すぐにプロンプトをやめることを考えなければなりません。

とはいえ、プロンプトをいきなり完全にやめてしまうと、成立しかけた学習が消去されてしまいます。ですから、プロンプトは少しずつ減らしていくことが必要です。たとえば、椅子に座らせるためのプロンプトであれば、最初は椅子にしっかり座るところまで手助けしていても、やがて椅子の前に移動して腰をおろし始める手前で手助けをやめ、次に椅子の前に移動するところで手助けをやめ、だんだん椅子からの距離を離していって、最後にはまったく手助けせずに子どもが椅子に座れるようにします。

物理的にからだを動かすプロンプトから、ことばによるプロンプト（指示）に切り替えていくようなやり方もあります。この場合は、最初はからだを動かしながらことばかけも同時に行ない、からだを動かすプロンプトだけを減らしていきながら、最終的にはことばの指示だけで子どもが行動できるように働きかけていくことになります。このやり方は、こちらの指示を聞くことが目的であるような行動に特に効果的です。

これらのように、一度与えたプロンプトを徐々に減らしていくことを「フェイディング」、または「プロンプト・フェイディング」と呼びます。

f　スモールステップとバックチェイニング

子どもにおもちゃの片づけを教えるとき、散らかっている部屋でいきなり子どもに「片づけなさい」と指示を出してもうまくいきません。「片づけ」には、それぞれのおもちゃを片づけるべき入れ物なり場所なりを確認し、おもちゃをその中に入れて、さらにそれを収納場所に持っていく、といった長い手順が含まれます。このような長い手順を頭からいきなり教えることはとても難しいのです。これらを全部ゼロから「プロンプト」でやらせるというのも、あまり効率的な方法ではありません。

そこで、ＡＢＡではどう考えるかと言うと、「片づける」という手順を小さないくつもの手順（スモールステップ）に分けます。そして、その手順の最後の一つから教え、だんだんと前の手順までさかのぼっていきます。つまりこの例で言うと、最初はそれぞれのおもちゃを箱にしまうことや、しまった箱のほとんどを収納するのを親がやってしまいます。そして、おもちゃ箱を一つだけ残しておいて、それを収納場所に持っていくという最後の手順、それが終われば片づけが完了するという最後の一ステップだけを子どもに教えます（これなら、プロンプトの技法が効果的に使えます。そしてもちろん、うまくできたら「ごほうび」を与えます）。そして、それをマスターしたら、全部の箱をしまうことを教え、さらにおもちゃを箱に入れることを教え、そうやってさかのぼっていって、最後に散らかった部屋のおもちゃを一人で片づけるという当初の目標に到達するのです。

このように、長い手続きを含んだ行動を小さな手順（スモールステップ）の連なり（チェーン）に分解し、それを後ろからたどるように教えるやり方を、「バックチェイニング」と呼びます。ちなみに、このバックチェイニングは、サーカスや水族館などで動物に複雑な芸を教えるときにも使われるやり方です。

g　一次強化子から二次強化子へ

ここまで、「ごほうび」というややあいまいな表現を使ってきましたが、ＡＢＡでは、このごほうびのことを、強化のために使うものという意味で「強化子」と呼びます。何が強化子になるのかは、子どもによって違います。ですから、ＡＢＡに取り組むにあたっては、まずは何が子どもにとって強力な強化子になるのかを見つけるところから始めなければなりません。

強化子には大きく分けて二種類あります。一つは「一次強化子」と呼ばれるもので、生得的な欲求と関係のある強化子です。好きな食べ物や飲み物、休憩、「痛み・恐怖から逃れること」などが、一次強化子の機能をもっています。

もう一つは「二次強化子」と呼ばれるもので、これは生得的な欲求とは関係なく、後天的・社会的に「ごほうび」として機能するようになる強化子です。ほめられること、注目されること、遊んでもらえること、達成感などが二次強化子になります。二次強化子は「社会的強化子」と呼ばれることもあります。

自閉症児へのＡＢＡでの療育を開始するにあたって、最初に使うのは一次強化子です。自閉症児は社会との関わりに遅れが生じる障害であるため、「ほめられる」といった社会的なごほうび（二次強化子）が強化子として機能しにくいことが多いと言われています。こちらがいくら「ほめている」と思っていても、子どもがそれを「ほめられて、うれしい」と理解し、喜ぶことができなければ、それは子どもにとっての「ごほうび」、つまり強化子になることはなく、ほめられた行動は強化されないのです。

ですから、最初は必ず一次強化子を使うところから始めます。最も一般的なのは、子どもの好きな食べ物を小さく砕いて、一口サイズよりもさらに小さく、食べたことは分かるけれどあっという間に消えてしまうくらいの大きさにして、それを課題がうまくいくたびに与えるというやり方です。もちろんこれは、子どものおなかが空いているときにやらなければいけません。そして、一次強化子を与えるときに、同時に「よし！」とか「いいよ！」とか「すごいね！」とか「正解！」のように、シンプルなほめことばをかけます。当初は、同じほめことばを使い続けるのがいいでしょう。

そして、子どものなかでほめことばと一次強化子が結びつくことによって、やがてほめことばが二次強化子としての力をもってくることを目指します。それが成功すれば、一次強化子を与える機会を減らし、二次強化子（ほめことば）を使う機会を増やしていけるようになります。

ここでも大切なことは、一次強化子を完全にやめてしまわないことです。完全にやめてしまうと、「ほめことばをかけてもらっても何ももらえない」という状態になって、ほめことばの強化子としての効力が消えてしまうかもしれません。ほめことばをかけながら課題を最後まで終わったら「おやつタイム」にする、といった工夫が必要でしょう。

h　連続強化から部分強化へ

先に、ＡＢＡを始めるときは子どもが好きな食べ物（強化子）を小さく砕いて使う方法を紹介しましたが、小さく砕く理由は、子どもが課題を一つこなすごとに、直後に毎回強化子を与えるためです。たとえば、カードのマッチング課題を20回やらせるときは、20回のマッチングが終わったところで強化子を1回あげるのではなく、マッチング1回ごとにすぐに強化子を与え、全部で20回強化します。このように、望ましい行動を毎回強化するやり方を「連続強化」と言い、新しいことを学習させる・身につけさせるときに効果的なやり方です。

ただし、その行動が定着し、いつもうまくできるようになったら、今度は毎回強化するのではなく、何回かに1回だけ強化するようにします。マッチング課題20回の例で言えば、課題5回につき1回とか、20回終わったら1回といった形で食べ物を与えて強化する頻度を下げていきます。ただし、完全にゼロにしてはいけません。また、食べ物を与えないときでも、ほめことばなどの二次強化子、フィードバックは毎回与えます。このように、望ましい行動に対してときどき強化するやり方のことを「部分強化」と言い、学習した行動を定着・維持するために効果的なやり方です。

ＡＢＡによる強化は、連続強化によって学習させ、部分強化によって定着・維持する、というのが基本です。あわせて、先ほど話したように、一次強化子（飲食物など）から二次強化子（ほめことばなど）に比重を移していくことも大切です。

やや脱線しますが、部分強化を考えるにあたって、私たちにとって切実な問題になりやすい、「大パニックを強化する悪循環」について触れておきたいと思います。

上に書いたとおり、部分強化というのは学習された行動を定着・維持するのに効果的な強化方法です。部分強化というのは、要は「ときどきごほうびがもらえる」という状態ですから、仮にその行動の結果「ごほうび」がもらえなかったとしても、「次はもらえるかもしれない」という期待が維持され、行動が繰り返されると考えられます。ギャンブルに中毒性があるのはまさにこの点で、「負けても負けてもやめられない」といった深刻な中毒症状は、この部分強化によって強固に定着・維持されていると考えることができます。

自閉症児の子育てを考える場合、この部分強化によって強固に定着していると考えられる行動の一つがパニックです。パニックが何らかの要求の手段として使われるとき、私たちはそのパニックを「消去と代替行動のセット」によって、より適切な要求の表現に切り替えていかなければなりません。

ところがここで、不十分なＡＢＡへの理解から、パニックは単に消去すればいいと考え、代替行動を与えずにただ無視をするという対応をとったとすればどうなるでしょうか。子どもはパニックを無視されても、それ以外に欲求を表現する手段をもたないため、欲求に突き動かされるようにパニックを続けることになります。そして親が無視を貫けなくなり、「根負け」して要求を飲んでしまった瞬間に、これは消去ではなく部分強化になります（あるいは、パニックを続けること・より激しいパニックをすることを選択的に強化していると考えることもできます）。その結果、パニックは減るどころかより強固に定着・維持されるようになり、その後の子どもへの働きかけをより困難なものにしてしまいます。

私たちは、パニックをはじめとする問題行動について、消去しているつもりの部分強化をしないよう、常に心がける必要があります。そして、それを避けるために最も大切なことが、子どもに代替行動を提供することなのです。

i　記録をとる（ＡＢＣ分析とＡＢデザイン）

ＡＢＡでは記録をとることを非常に重視します。もちろん、「療育をすること」と「ＡＢＡに厳密に取り組むこと」は必ずしもイコールではないので、記録をとらなければＡＢＡ的な療育はまったくできないということではないとはいえます。

ただ、問題行動や難しい課題などに直面したときは、ＡＢＡがもっている記録に関するテクニックが役立つ場面があると思いますので、簡単に説明しておきたいと思います。

⑴　ＡＢＣ分析

ＡＢＣ分析とは、ある行動によって何がどう変わるかを表形式で分かりやすく整理する方法です。紙に三つのマス目を横に並べて書き、マスの上に左から順に「Ａ」「Ｂ」「Ｃ」と記入してください（図23ａ）。

この表の「Ａ」「Ｂ」「Ｃ」はそれぞれ、「先行条件」「行動」「結果事象」という意味で、ＡＢＡの基本概念である行動随伴性をシンプルな図で表現したものです。もう少しかみくだいて表現すると、「行動を起こすきっかけ」「具体的な行動」「その行動によって起こったこと」がそれぞれＡ、Ｂ、Ｃのマスに入ります。

欲しいものを手に入れるためにパニックを起こす子どもをＡＢＣ分析すると、こうなるでしょう（図23ｂ）。

ここでは、子どもの「おなかがすいたけれど食べ物がない」という状態が先行条件（パニックを起こすきっかけ）、パニックが分析の対象となる行動、食べ物が出てくるというのが結果事象（パニック

a

A	B	C

b

A	B	C
おなかがすいた（でも食べ物がない）	パニックする	食べ物が登場

c

A	B	C
おなかがすいた（でも食べ物がない）	パニックする	食べ物は出てこない

d

A	B	C
おなかがすいた（でも食べ物がない	パニックする	食べ物は出てこない
	絵カードを交換	食べ物が登場

図23　ABC分析

によって起こったこと）になります。おなかがすいたときの食べ物は強化子として機能しますから、このABC分析によって「おなかがすいたらパニックする」という行動は食事が出てくることで強化され、定着・維持されていることが分かります。

次に、このパニックを「やめさせたい」と考えた場合、同様にABC分析で「望ましい形」を表現します（図23c）。

こうすれば、パニックは食べ物によって強化されなくなるので、パニックは消えるはずです……が、おそらくそう簡単にはいきません。なぜなら、「おなかがすいた」という状態は必ず起こるので、このままでは子どもは食べ物を手に入れることができません。結果として、さらにパニックが激しくなり、親が根負けして食べ物を与え、かえって「激しいパニック」が強化されてしまう事態を招いてしまいます。ここでは、単に問題行動をやめさせるだけでなく、子どもの側にある問題（おなかがすいた）を解決するための別のやり方（代替行動）を強化する必要があるのです（図23ｄ）。

このように整理すると、この問題に対する今後の介入方針は、（ａ）パニックを起こしても食事を与えないようにして消去すると同時に、（ｂ）絵カードによる要求のしかたを教えて強化し、食事の要求ができるようにする、となることが分かります。

ＡＢＣ分析は、このように現状の分析と解決法の模索の両方を同時に行なうために使います。

(2) ＡＢデザイン

ＡＢＣ分析によって現状の分析と解決案ができた場合、そのアイデアが本当に効果があるのかを調べるための方法が、この「ＡＢデザイン」です。（他にもいろいろやり方がありますが、ここでは一番シンプルなものだけを紹介します。）

これも、名前ほど大げさなものではなくて、「介入前」と「介入後」の子どもの行動の変化を、同じ基準で計量して比較するというやり方のことを言います。たとえば、先ほどの「パニックをやめさせて絵カード交換を教える」（こういうＡＢＡに基づく働きかけを「介入」と呼びます）であれば、パニックを起こした回数と絵カードで要求した回数を毎日カウントします。当然、介入前はパニックがたくさんで絵カードはゼロのはずです。次に、介入を始めた後も、毎日同様にカウントします。結果として、パニックの回数が減り、絵カード交換の回数が増えてくるようであれば、介入は成功していると評価できます。

よくやってしまう失敗は、介入「後」だけを記録して、何となく成功しているようだ、といった評価しかできないというパターンです。ポイントは、介入「前」も記録をとっておく、というところです。

j　過剰修正法

先に、ABAでは罰をできるだけ避けると説明しましたが、それでもどうしても罰以外での対応が難しい場合に、比較的穏健で効果が高いとされている罰が「過剰修正法」と呼ばれるものです。

これは、問題行動を起こしたとき、その問題行動よりも長い時間、身体的な努力を要する「つぐない行動」をさせるというもので、どんな「行動」をやらせるかによって、大きく二つのやり方に分かれます。

(1)　積極的練習法

問題行動に対応する「正しい行動」を何度も（過剰に）練習させる方法です。たとえば、床に寝そべるという「問題行動」が起こるたびに、椅子にきちんと座って10秒がまんするという「正しい行動」を10回繰り返させるというやり方がこれにあたります。

(2) 原状回復法

問題行動によってもたらされた環境の変化を、問題行動の前よりも良好な状態にまで修復させる方法です。たとえば、壁に落書きをしたときに、落書きをした壁だけでなく、さらに広い範囲の壁の清掃をさせるというやり方がこれにあたります。

繰り返しになりますが、罰には、問題行動を隠れてするようになる、療育者に恐怖反応を生じる、自発的な行動を抑制するといったさまざまな副作用が起こる可能性があるため、与えないに越したことはありません。過剰修正法を含め、罰は最後の手段として適用するようにします。

k　トークンエコノミーとレスポンスコスト

サラリーマンは、毎日働いて月に一回給料をもらい、その給料で欲しいものを買います。ここでは、働くという行動が月に一回の給料によって強化されるという「部分強化」のしくみが働いていることに加えて、その部分強化の強化子は、通貨（給料）を媒介として本人が自由に選ぶことができるようになっています。

このようなサラリーマンの働きかたに近いシステムを、ＡＢＡの療育のなかに組み込むやり方が、「トークンエコノミー」と呼ばれるものです。

トークンエコノミーは、たとえば次のように実施されます。子どもは、課題を一回完了するごとに、シールを１枚もらえます。そして、シールが10枚たまったら、好きなもの（たとえば選べるおやつやジユースなど）と交換できることにします。このとき、通貨の代わりに使えるもの（この例ではシール）のことを、「トークン」と呼びます。

このやり方に慣れてきたら、実行する課題ごとに与えるトークンの数を変えたり（机を拭くのはシール1枚だがトイレ掃除はシール5枚など）、強化子ごとに必要なトークンの数を変えたり（休憩はシール5枚だが好きなビデオを借りるのはシール20枚など）といった形で、トークンと強化子のバランスを細分化したり、トークンを強化子と交換できる時間を限定したりといった形で、このやり方を拡張していくことができます。

さらに、トークンを得ることが子どもにとって十分な強化子（二次的強化子）になれば、望ましくない行動をしたときにすでに得られたトークンを一定の量だけ没収するという「罰」を設定することも可能です。たとえば、課題実施中に教室を抜け出したらトークンを5枚没収するといったやり方です。

このようなトークンを没収する罰のことを「レスポンスコスト」と呼びます。レスポンスコストは、私たちの社会で言えば罰金に相当します。レスポンスコストも過剰修正法と同様、罰のなかでは比較的穏健に導入可能なものです。

5　必要な「道具」をカスタムメイド

「道具」とは、私たちの「からだ」が外界の「環境」と関わる接点に存在し、私たちの知性を拡張してくれるものです。ことばやコミュニケーションも、もちろんここで言う「道具」の概念に含まれます。

私たちにとって当たり前で便利な「道具」であっても、必ずしも自閉症児にとってはそうではなく、場合によってはきわめて使いにくいものである場合があります。そのようなときは、私たちの道具を無理に使わせるのではなく、自閉症児の適性に合った特別な「道具」をカスタマイズして提供するという視点をもつことが重要です。

ここでは、そのような道具のカスタマイズ的な側面をもつ療育法として、PECSとソーシャル・ストーリーを取り上げます。もちろん、これ以外にもさまざまな「道具」を活用した療育法がありますし、個別の自閉症児者の特性に合わせて、療育者がオリジナルで道具を考案することも考えられるでしょう。

(1) PECS

PECSは、ABAの知見に基づき、自閉症児者のために考案された、絵カードを使ってコミュニケーションを教える療育法です。

PECSの基本はとてもシンプルです。子どもが何か欲しいものがあるとき、その「欲しいもの」に対応する絵カードを手にとり、それを「欲しいもの」を与えてくれそうな人に渡すことで、「欲しいもの」を手に入れるという手順を教えるのがＰＥＣＳの基本です。もっと簡単に言えば、子どもは「ジュースカード」を親に渡すことで、親からジュースをもらうのです。

ＰＥＣＳの優れている点は、ことばのまったくない自閉症児にも、あるいは2歳・3歳といった幼い自閉症児にも、さらにはかなり重度の知的障害をあわせ持っている自閉症児にも、ほとんどの場合スムーズに導入できることにあります。また、絵カード一枚一枚には「あいまいさ」がなく、また絵カードになっていることで、一般に「視覚優位」であると言われる自閉症児にとって音声による言語よりも分かりやすくなっていること、「絵カードを渡す」というのはからだを使った動作なので、発話よりも「プロンプト」がずっと容易だということなど、ＰＥＣＳには自閉症児にコミュニケーションを効率的に教えるための工夫がたくさん盛り込まれています。

実際、ＰＥＣＳによる要求表現は、多くの場合非常に短い期間（数日から2～3週間）で教えることができます。

ことばによるコミュニケーションが成立するようになるまでには、できるようになる場合でも非常に時間がかかります。でも、おなかがすいたりのどが渇いたりすることは待ってはくれません。欲しいものが手に入らなくてパニックになるという悪循環を定着させてしまうよりは、ことばではなく絵カードであっても、要求を簡単に表現できるようになったほうがいいに決まっています。ことばのスキルアップは、絵カードによるコミュニケーションを教えるのと並行して、じっくり取り組んでいけばいいのです。

ＰＥＣＳは、ことばのない自閉症児だけでなく、ことばがあっても適切な使い方ができない自閉症児にも有効だと言われています。絵カードを使うことでことばの発達に悪影響が出るのではないかという心配については、絵カードの使用がことばの発達を抑えることはなく、むしろコミュニケーションの成功体験を増やし、コミュニケーションへの意欲を高めるという、プラスの相乗効果が出ている可能性が高いという研究結果が出ています。

ＰＥＣＳを学んでいる自閉症児が、コミュニケーションのためのことばを獲得した場合、絵カードの使用は徐々にフェードアウトされ、やがてはまったく使われなくなるか視覚的サポートのための補助的な道具になっていきます。一方、知的な障害が重く、最終的にことばを獲得できなかった自閉症児にとっては、ＰＥＣＳは一生の「ことば」になることになります。どちらのケースであっても、ＰＥＣＳという「道具」を使ってコミュニケーションを教えることは、自閉症児者のスキル向上、生活の質の向上に大きな効果を期待することができます。

ＰＥＣＳの実践の詳細については、巻末読書案内にある書籍を参照ください。

(2) ソーシャル・ストーリー

ソーシャル・ストーリーとは、言語の使用や理解には大きな問題がないけれども、社会の暗黙のルールや他人の心を理解することに困難を感じるという知的水準の比較的高い自閉症児者を対象に、それらの目に見えない社会性スキルを、目に見える物語として記述して「視覚化」することで理解させようという取り組みです。

これも、私たちが普段当たり前に参照して行動調整に使っている、目に見えない「場の空気」やことばのニュアンス、微妙な表情といった「道具」の代わりに、自閉症児者にとって理解しやすい、目に見えるストーリーという特別な「道具」を提供することで、彼らの社会的スキルを発揮しやすいようにし、結果として活動の場、すなわちニッチを大きく豊かなものにしようとする働きかけであるといえます。

ソーシャル・ストーリーは、ストーリーを教えようとする自閉症児者をよく知る親や教師などの療育者が作成します。ストーリーは、個々の自閉症児者の特性と困難を抱えている点を考慮して、個別にカスタマイズして作成されなければなりません。

現在、「ソーシャル・ストーリー」という名称は、アメリカの療育家であるキャロル・グレイによって、彼女が定型化した一定の法則に従って書かれたものだけを指すのだと主張されています。

それによると、ソーシャル・ストーリーとは、テーマを明示する導入部、内容を説明する本文、情報を補強してまとめる結論部の三つのパートからなり、本文にはいわゆる5W1H、つまり自閉症児者がどういう状況で何をどのように行なえばいいかが、肯定的に記述されます。

その内容は、「〇〇しなければなりません」といった指示ばかりが多くならないよう、指示を表わす文章は一つ以下とし、それ以外は事実の説明や他人の考え方、肯定的な表現などを盛り込むようにするなど、厳格な表記のルールがあります。

ソーシャル・ストーリーの詳細については、キャロル・グレイ自身の著作（翻訳もあります。巻末の読書案内参照）に譲りますが、ここで強調したいのは、厳格なルールに従ってソーシャル・ストーリーを書くということよりも、個々の自閉症児者の特性にあったやり方で目に見えない「社会のルール」を視覚化すること、さらには複雑で自閉症児にとっては理解しがたい、非線形分離課題としての社会のルールをできるだけ線形分離で理解できるように解きほぐすことが、自閉症児者に対する、有意義かつ特別な道具を与えることになるのだということです。

複雑な社会性スキルを平易な文章で書き下ろす（このプロセス自身が非線形分離課題を線形分離課題に変換することを意味します）というのは、試してみると分かりますが、予想以上に難しいチャレンジです。ですが、それはすなわち、普段の自閉症児者は生活しているだけでそのような困難に直面しているということを、端的に示しているのです。

ソーシャル・ストーリーを書くことは、自閉症児者にとってのサポートになるだけでなく、私たちの側が自閉症児者のもつ困難を理解するきっかけにもなるのではないでしょうか。

6　環境との相互作用を療育する

すでに見てきたとおり、自閉症の療育の本質は、特別な配慮のもとに環境との相互作用のスキルを伸ばすことによって、社会適応を改善していくことにあります。ここでは、早期からの療育的働きかけをイメージして、それぞれの領域についての全体像の見通しを示します。

（1） コミュニケーション

コミュニケーションとは、他人との意思の疎通です。ですから、ここには「自分の意思を他人に伝えること」と、「他人の意思を理解すること」の両方が含まれます。

自閉症児者の多くは、ことばに遅れがあります。これは、単なる知能面での遅れとみなすよりは、自閉症児者にとって、ことばという「道具」がとても使いにくく、習得しにくいものであると理解すべきでしょう。コミュニケーションの本質は意思疎通にあり、ことばを使うことはその手段（道具）の一つでしかないわけですから、それを使うのが難しい自閉症児者には、同じ機能をもちつつ、より使いやすい「道具」を提供することを積極的に検討すべきです。その代表が、絵カードを使ったコミュニケーション療育法である、ＰＥＣＳだと言えるでしょう。

こちらの意思を伝える際にも、絵カードやスケジュール表、手順表を使うといった、視覚化の手法を使うなど、「道具」を工夫することが大切です。

もちろん、ことばのトレーニングを並行して行なうことには意味がありますが、コミュニケーションのトレーニングは、それとは別に優先的に訓練すべきです。

（2） 認知力

認知力の療育というのは、端的に言えば発達検査などで使われるような「課題」を解く能力を伸ばすことです。これも、ただ課題をやらせるということではなく、より高い認知スキルの基盤となるようなスキル、将来の生活に直結するスキルにつなげていけるようなスキルを中心に、伸ばしていく必要があるでしょう。

そう考えたとき、優先的に取り組むべき課題は「マッチング」と「模倣」だと思われます。

マッチングというのは、同じもの、似ているもの、共通項があるものを組み合わせるという課題で、あらゆる認知スキルの基礎となるものです。実物と実物のマッチングから始めて、「実物とカード」や「カードとカード」とのマッチングに進みます。型はめや、手本と同じように積み木を積むといったトレーニングも、マッチング課題の一種です。

一方、模倣というのは、こちらがする動作を真似るという課題です。模倣の訓練は、たとえば大人が頭に手をやって、それを子どもが見て真似をするといった「動作模倣」から始め、複数ステップの動作や左右非対称の動作を含めて、どんな動作でもアドリブで模倣できるようになったら、「音声模倣」に移ります。最初は「口にさわる」「口を開ける」「舌を出す」といった口に関連する動作模倣から始めて、次に「何でもいいから音を出せばＯＫ」という課題に入り、さらには単一の音、単一の音のまぜあわせ、音節、単語といった順に進めていきます。もし「単語」まで進めれば、マッチングと組み合わせて、カードやものの名前を言わせる「音声マッチング課題」にチャレンジできます。

それ以外に、市販の課題ドリルや知育玩具などをうまく工夫して、本来とは違った使い方をしたり自作の課題を作ったりすることで、いろいろな教材を用意することができます。

なお、これらの認知スキルを引き上げるための課題療育には、ＡＢＡのテクニックをフル活用する必要があります。本書のＡＢＡに関する内容に加えて、ＡＢＡの専門書を読むことをおすすめします。

（3）生活自立

睡眠、食事、着替え、入浴、トイレトレーニングなどの生活自立のための訓練です。将来の集団生活、生活自立を考えると、早期からトレーニングを開始すべき重要な発達課題です。

食事や着替えなど、からだの動きを手順で覚えるような技法については、「プロンプト」など、ＡＢＡのテクニックが特に有効です。トイレトレーニングも同様にＡＢＡの技法が活用できますが、尿意・便意に気づくことができて、かつ排泄をトイレまでがまんできるといった内的な発達要件が前提になりますので、子どもの様子を観察しながら、気長にスモールステップで取り組む必要があります。無理は禁物です。

睡眠障害については、感覚異常や多動などを引き起こす脳の障害とも関連があると考えられるので、特に状態がひどい場合には医師の指導を仰ぐべきですが、日常生活からの取り組みとして、規則正しい生活、よく運動させる、静かな寝室環境を作るといった工夫も有効でしょう。

（4）社会性

社会性にもいろいろありますが、最も基本的なこととして、社会で生きていくうえで大きな障害となるような問題行動が、うまくコントロールされていることが求められます。

「問題行動」と解される行動には、大きく分けて二種類あります。

一つはパニックや自傷・他傷といった、周囲の人や環境に対して具体的かつ深刻な影響があり、やめさせることが確実に本人にとってもメリットがある行動です。そしてもう一つは、指しゃぶり、飛び跳ねる、奇声をあげるといった常同行動、自己刺激行動です。

前者のタイプの問題行動は、すでにご説明したABC分析、消去と代替行動への誘導といったABAのテクニックを活用して、問題行動を社会的に受け入れられるような代替行動に切り替えていくことで、子どもも親も、ストレスを感じないような形で問題を解決することができるでしょう。

具体的な例で言えば、何かを要求するパニックは絵カードなどを使った意味のあるコミュニケーションに切り替えていく、自傷は同じような動き・からだへの（無害な）刺激をもった別の遊びに切り替えていく、他傷も同様に、他人への有意味なコミュニケーションや感情の表現へと切り替えていく、不衛生な遊びは衛生的で同様の刺激が得られる遊びに切り替える、無節操な水遊びは時間と場所を決めたり、「水まわりの掃除」のような意味のある行動へ切り替えたりしていく、といった方法が考えられます。

このタイプの問題行動には、必ずその行動をする「理由」があると考えましょう。その理由と解決方法を発見するためのツールがABC分析です。やみくもに禁止しようとしても、その理由が解消されない限り、子どもは問題行動を繰り返しますし、やがては「親の目の届かないところでやる」、あるいは「脱走して、やる」ということを学習してしまいます。

一方、後者のタイプの問題行動（自己刺激行動その他の「奇異な言動」）については、それをやめさせようとする前に、「本当にその行動はやめさせなければならないだろうか？」と自問する必要があります。

自閉症児は、脳の障害のためにうまく環境を知覚し、関わることができないでいます。そのために、普通の子どもとは大きく違った形で環境に適応する方法を身につけていると考えられます。その結果として生じる自己刺激行動には、精神安定・自閉症児なりの社会適応という機能がある場合があります。大人から見て恥ずかしいと感じる行動であっても、それをやめさせることが、本当に本人にとってプラスなのかという視点に立ち戻ることが求められます。

自己刺激行動については、その刺激そのものが強化子になっているケースが多いため、代替行動を見つけにくいという問題もあります。代替行動がない場合は、「その行動と同時にできないことを強化する」、「特定の場所でだけやらせる」、あるいは「より控えめにやらせる」といった働きかけをとることになるでしょう。

もちろん、問題行動のコントロール以外にも、レストランや交通機関、各種施設などの環境資源がうまく利用できるよう本人と社会の両方に働きかけ、自閉症児者のニッチを広げていく「ニッチの積極的拡大」の働きかけも、同様に重要です。自宅で家事を分担させることも、長い目で見ると、とても大きな療育的効果があるとされています。

(5) 時間

時間の概念をもち、先の見通しをもてるようにすることも重要です。ここでの目標は次の三つです。

① スケジュールが理解できること。
② 場面の切り替えが理解できること。
③「待つ」が理解できること

スケジュールを理解させるためには、絵カードなどによるスケジュール表が有効です。活動を始めるときに、その活動に対応するカードをスケジュールからはがして特定の箱か何かに入れてから活動を開始するようにすると、活動とカードの対応への気づきが促進されるでしょう。また、絵カードに慣れるということで言えば、スケジュールを導入する前にPECSを導入して、子どもが絵カードによる要求表現ができるようになっているのが望ましいと言えます。

スケジュールが理解できるようになったら、ある活動から別の活動への切り替えをパニックなしでできるようにすることが次の目標になります。切り替えをスムーズにするためには、次のような三つの「構造化」を検討します。

(a)「活動の終わり」を明確に提示する。
タイマーを使う、音楽が終わったら終わりというルールを作る、ワークシステムの導入により手順どおり進めれば作業の終わりが視覚的に分かるようにする、など。
(b) 切り替えのときに、次の活動が何かという情報を提供する。
次の活動の強化子（遊び道具など）を見せながら、次の活動に誘導するなど。
(c) トランジション・エリアを用意する。
トランジション・エリアとは、切り替えの際に立ち寄る中立的な（特定の活動に使われない）場所のこと。廊下や部屋の片隅にスケジュール表を掲示し、活動の切り替えごとにその場所に立ち寄り、スケジュールを確認してから次の活動に移行させる。

自閉症児に待つことを教えるのは、非常に難しいと言われています。なぜなら、多くの自閉症児にとって、「待って」と言われるのは「ダメ」と言われることと同じで、区別がつけられないからです。この問題を解決するために、たとえばＰＥＣＳでは、「待ってカード」というものを使います。これは、何かを子どもが要求してきたときに渡して、しばらく（最初は5秒程度）待ってもらい、それから子どもの要求をかなえてやる、という風に使います。つまり、「待ってカード」を渡されたら、しばらく待てば欲しいものが手に入るということを教えるのです。そして、少しずつ、待ち時間を伸ばしていきます。
待ち時間が長くなってきたら、待ち時間を楽しく過ごすための補助具（たとえば、病院の待合室で待つのなら、絵本や小さなおもちゃなど）を用意することも必要になってきます。

（6） 余暇

自閉症児者の社会的自立のためには、余暇をうまく過ごすための趣味をもつことも重要です。というのも、自閉症の人は「何をしてもいい」と言われると、何をすればいいか分からなくて混乱する傾向があり、そのため、自由時間には社会不適応な行動をとる頻度が上がると言われているからです。ですから、大人になっても続けていけるような趣味、活動、スポーツなどを見つける努力を、幼児期から始めていくことが望ましいでしょう。

とはいっても、それほど難しいことではなく、普通の子育てとまったく同じように、子どもが好きなことを見つけ、それを伸ばせるような環境を作ってあげることが大切です。とかく問題行動につながりがちな「こだわり」も、うまく転換できれば一生付き合えるような「趣味」につながる場合もあります。自閉症児は初めてのことにチャレンジするのが苦手なケースも多いので、大人の側が積極的に趣味を作っていく意識をもつ必要があるでしょう。

ここで特に配慮しておくべきことは、からだを動かす習慣をつけることです。

自閉症児は一般に反応性に乏しく、友達と遊ぶということもないため、室内の特定のおもちゃや現象に興味を向け続けたり、だらだらとテレビやビデオを見続けたりといった生活スタイルに陥りがちであるため、しばしば肥満となります。一度肥満になると、からだを動かすのがおっくうになって、さらに太るという悪循環に入ってしまいます。

小さい頃から飲み食いをコントロールして肥満を防ぐと同時に、積極的に運動をさせ、子どもがからだを動かすことが楽しいと感じることが大切です。誰でも好きな運動遊びがいくつかあるでしょうから、そういった遊びを「強化子」にして、別の運動もやらせる（やらせたい運動をしたら、好きな運動遊びをさせてあげる）ことができます。

読書案内

参考文献リストをかねて、本論の内容に関連する文献を以下に紹介します。

コネクショニズムについて

コネクショニズムについては、工学的、哲学的、心理学的といったさまざまな観点から議論されている。

『脳 回路網のなかの精神』シュピッツァー 村井俊哉、山岸洋(訳) 新曜社 2001年
コネクショニズムの考え方の紹介にとどまらず、実際に具体的なニューラルネットのモデルを使って、さまざまな脳の働きをシミュレーションによって解明していくという、コネクショニスト・モデルの実験の面白さをまざまざと実感させてくれる名著。本書の自閉症モデルの出発点となった抽出・一般化の考え方、自閉症の話題についても触れられている。

『考える脳・考えない脳―心と知識の哲学』信原幸弘 講談社現代新書 2000年

『ロボットの心―七つの哲学物語』柴田正良　講談社現代新書　2001年

『シリーズ 心の哲学Ⅱ　ロボット篇』信原幸弘（編）　勁草書房　2004年

認知科学の視点から心の問題と今後の科学のあり方を考える、認知哲学と呼ばれる哲学の世界のなかでも、コネクショニズムは深く議論されている。最初の二冊は気軽に読める新書の入門書、最後の一冊はコネクショニズムを哲学的に深めるための必携書であり、コネクショニズムとギブソン理論の接点についても扱われている。

『認知過程のシミュレーション入門』伊藤尚枝　北樹出版　2005年

『認知過程のコネクショニスト・モデル』マックレオド、プランケット、ロールズ　深谷澄男（監訳）　北樹出版　2005年

コネクショニスト・モデルによるコンピュータ・シミュレーションを実際に行なうことができるソフトウェア「tlearn」（無料で入手可能）を使って、実際に実験してみることができる本。前者が入門書で、後者はより詳細な大学院クラス向けの教科書となっている。専門性は高いが、日本語で実際のシミュレーションを扱っている貴重な本。

『コネクショニストモデルと心理学―脳のシミュレーションによる心の理解』守一雄 他　北大路書房　2001年

コネクショニスト・モデルが既存の心理学（認知心理学に限らず）に対してどう貢献できるかという観点から書かれた教科書。すでに心理学の知識をもっている人が読むのに好適。ただ、コネクショニスト・モデ

ルを社会のネットワークに適用する議論などは評価が難しい。

ギブソン理論（アフォーダンス）について

ギブソン理論はさまざまな方面で研究されているが、ここでは心理学および認知哲学に関連するものを中心に紹介する。

『アフォーダンス―新しい認知の理論』佐々木正人　岩波科学ライブラリー　1994年

ギブソン理論における日本の第一人者である佐々木氏によるギブソン理論の入門書。完成度が高く、薄くて読みやすいにもかかわらず、ギブソン理論のかなり深いところまで理解できる。最初の一冊として最良。

『アフォーダンスの心理学―生態心理学への道』エドワード・S・リード　細田直哉（訳）、佐々木正人（監修）新曜社　2000年

『知性はどこに生まれるか―ダーウィンとアフォーダンス』佐々木正人　講談社現代新書　1996年

『エコロジカル・マインド―知性と環境をつなぐ心理学』三嶋博之　NHKブックス　2000年

心理学としてのギブソン理論の理解を深めるためには、右の三冊が面白い。特に『アフォーダンスの心理学』は、本格的な内容ながら平易な啓蒙書として書かれており、アフォーダンス理論の全体像を学ぶことができるだけでなく、自閉症児の療育を考えるためのほとんど唯一「使える」発達心理学の枠組みを提供してくれるものになっている。

『環境に拡がる心―生態学的哲学の展望』河野哲也　勁草書房　双書エニグマ　2005年
『エコロジカルな心の哲学―ギブソンの実在論から』河野哲也　勁草書房　双書エニグマ　2003年
『〈心〉はからだの外にある―「エコロジカルな私」の哲学』河野哲也　NHKブックス　2006年
河野氏はギブソン理論を認知哲学の分野に適用し、認知における環境の重要性を主張している。『環境に拡がる心』は、冒頭、自閉症者のドナ・ウィリアムズの話題から始まっていたり、「心の理論」に対する考察にページを割いていたりと、特に自閉症とのつながりのある考察が多く含まれている。

その他認知科学について

『考える脳 考えるコンピューター』ジェフ・ホーキンス、サンドラ・ブレイクスリー　伊藤文英（訳）　ランダムハウス講談社　2005年
本書の自閉症の大脳モデルのベースとなっている書籍。大脳は均質で、その機能は記憶と予測にあるというシンプルかつ大胆な仮説を展開。

『脳のなかの幽霊』ラマチャンドラン、ブレイクスリー　山下篤子（訳）　角川書店　1999年
幻肢や半側無視、カプグラ妄想など、脳の損傷によって起こるさまざまな不思議な現象を取り上げ、そこから神経科学者である著者が脳のなかで何が起こっているかを考察する。この本の立場は必ずしも明確にコネクショニズムではないが、コネクショニズムの考え方を理解して読むと、一層面白さが増す内容になって

いる。

『心の輪郭―比較認知科学から見た知性の進化』川合伸幸　北大路書房　2006年

動物の認知とヒトの認知を比べることでヒトの知性の本質に迫るという比較認知科学の啓蒙書。本書の中でも触れた、「心の理論」と関係性の階層レベルの話題が面白い。

『創発―蟻・脳・都市・ソフトウェアの自己組織化ネットワーク』スティーブン・ジョンソン　山形浩生(訳)　ソフトバンクパブリッシング　2004年

いわゆる複雑系の科学における重要概念として「創発」があることは本書の中でも述べたが、この本はその「創発」とは何であるかについて、アリや脳、さらには社会やゲームなど幅広い現象を取り上げて、分かりやすく解説している。

『ブックガイド〈心の科学〉を読む』岩波書店編集部(編)　岩波科学ライブラリー　2005年

認知科学とその周辺領域に関する書籍を、それぞれの一線級の科学者が紹介する読書案内。

『心脳問題―『脳の世紀』を生き抜く』山本貴光、吉川浩満　朝日出版社　2004年

『入門・マインドサイエンスの思想―心の科学をめぐる現代哲学の論争』石川幹人、渡辺恒夫(編著)　新曜社　2004年

人工知能やコネクショニズムについて理解を深めるためには、その背後にある心の哲学、なかでも「心脳

問題（心身問題）」と呼ばれる、物理的存在としての脳と心理的現象である心との関係についての哲学的議論が参考になる。前者はその心脳問題についての入門書、後者は科学としての心理学の危機などを射程にとらえた、心理学的視点からの心脳問題と周辺の哲学的議論の概説書。

ＴＥＡＣＣＨ、および構造化に関する本

『自閉症のすべてがわかる本』佐々木正美（監修）講談社　２００６年

誰でも読める平易な自閉症の入門書であると同時に、ＴＥＡＣＣＨによる自閉症療育法を非常にコンパクトにまとめた本でもある。自閉症を理解するための最初の一冊として最良の書。もちろん構造化についても触れられている。

『自閉症児のための絵で見る構造化―ＴＥＡＣＣＨビジュアル図鑑』佐々木正美（監修）学習研究社　２００４年

『自閉症児のための絵で見る構造化パート２―ＴＥＡＣＣＨビジュアル図鑑』佐々木正美（監修）学習研究社　２００６年

ＴＥＡＣＣＨにおける療育技法として、本書でもその重要性を指摘している「構造化」について、実際の適用例を分かりやすいイラストで多数紹介している書籍。理論的な整理はほとんどなされていないが、構造化の実際がまさに「視覚化」されて理解できる。

『本当のＴＥＡＣＣＨ―自分が自分であるために』内山登紀夫　学習研究社　２００６年
『講座　自閉症療育ハンドブック―ＴＥＡＣＣＨプログラムに学ぶ』佐々木正美　学習研究社　１９９３年
『自閉症の治療教育プログラム』エリック・ショプラー他　佐々木正美（監訳）　ぶどう社　１９８５年
ＴＥＡＣＣＨの入門書は各種あるが、全体像が分かりやすく理解できるのは右の三冊あたり。『本当のＴＥＡＣＣＨ』ではＴＥＡＣＣＨの思想的背景が深く語られている。あとの二冊は古い本だが、いずれもＴＥＡＣＣＨの日本導入当時の瑞々しい希望が感じられる良書。

ＡＢＡ・行動療法に関する書籍

『行動分析学入門―ヒトの行動の思いがけない理由』杉山尚子　集英社新書　２００５年
『パフォーマンス・マネジメント―問題解決のための行動分析学』島宗 理　米田出版　２０００年
『うまくやるための強化の原理―飼いネコから配偶者まで』カレン・プライア　河嶋 孝、杉山尚子（訳）　二瓶社　１９９８年
ＡＢＡの基本を知るためには右の三冊がすすめられる。特に新書版の『行動分析学入門』はコンパクトななかにＡＢＡの全体像と思想が詰め込まれており、最初の一冊として最良。『うまくやるための強化の原理』は、元イルカのトレーナーが書いているだけあって、問題行動をことばの指示なしにやめさせる方法が多数掲載されている。

『みんなの自立支援を目指すやさしい応用行動分析学―「支援ツール」による特別支援教育から福祉、小・中

学校通常教育への提案』高畑庄蔵　明治図書出版　2006年
『自閉児―お母さんと先生のための行動療法入門』梅津耕作（編）　有斐閣選書　1981年
『自閉症へのABA入門―親と教師のためのガイド』シーラ・リッチマン　井上雅彦、奥田健次（監訳）　東京書籍　2003年
『自閉症児の親を療育者にする教育―応用行動分析学による英国の実践と成果』ミッキー・キーナン、カローラ・ディレンバーガー、ケン・P・カー（編）　清水直治（監訳）　二瓶社　2005年

自閉症児に対する実際のABA的取り組みについて解説された本。『みんなの―』には豊富な実践例が分かりやすく書かれている（ただし、初版ではABAの用語に一部錯誤がある）。『自閉児』は極めて優れた行動療法の具体的手引書だが、現在入手困難。古書店や図書館にあることがある。『自閉症児の親を―』は、いわゆる「ハードなABA」に関する本。そのようなタイプのABAで具体的にどのようなカリキュラムが組まれるかを知ることができるが、他の療育法を感情的に非難する排他的な論調は割り引いて読んだほうがよい。

その他の自閉症関連書籍

『行動変容法入門』レイモンド・G・ミルテンバーガー　園山繁樹ほか（訳）　二瓶社　2006年

およそ療育者にとって必要とされるABAの知識が網羅されており、項立てが比較的独立しているため、必要なところだけを読むABAの事典として活用できる。

『自閉症児と絵カードでコミュニケーション―PECSとAAC』アンディ・ボンディ、ロリ・フロスト
園山繁樹、竹内康二(訳)　二瓶社　2006年

自閉症児者にとって使いやすいコミュニケーションのための「道具」であるPECS(絵カード交換式コミュニケーションシステム)について書かれた本。PECSを本格的に実施するための必携書。

『ソーシャル・ストーリー・ブック―書き方と文例』キャロル・グレイ(編著)　大阪自閉症研究会(編訳)
クリエイツかもがわ　2005年

『お母さんと先生が書くソーシャルストーリー―新しい判定基準とガイドライン』キャロル・グレイ　服巻
智子(訳)　クリエイツかもがわ　2006年

自閉症児に理解しやすいやり方で社会性を教えようというアプローチであるソーシャル・ストーリーの入門書。前者はやや古い「ソーシャル・ストーリーの書き方」と膨大な文例集、後者は最新の「書き方」が中心となっている。通常の目的であれば、前者のみで事足りるはず。

『自閉症に働きかける心理学1　理論編』深谷澄男　北樹出版　2006年

コネクショニスト・モデルの心理学から自閉症を解明するという本書の着想を最初に与えてくれた本。完全に専門書として書かれており難解だが、一冊すべてコネクショニズムと自閉症について述べられており、重要な指摘を数多く含んでいる。

『認知発達治療の実践マニュアル―自閉症のStage別発達課題　自閉症治療の到達点2』太田昌孝、永井洋

子（編著）　日本文化科学社　1992年
『自閉症児の発達単元267—個別指導のアイデアと方法』　E・ショプラーほか（編著）　佐々木正美、青山均（監訳）　岩崎学術出版社　1988年

認知スキル向上のための課題設定に迷ったときに使える課題の事典。前者は日本の「太田ステージ」、後者はTEACCHという、理論的背景をそれぞれもっている。

『自閉症とマインド・ブラインドネス』　サイモン・バロン＝コーエン　長野敬ほか（訳）　青土社　1997年（新装版、2002年）
『自閉症の心の世界—認知心理学からのアプローチ』　フランシス・ハッペ　石坂好樹ほか（訳）　星和書店　1997年

本書で批判的に取り扱った、従来型の認知心理学的自閉症理論についての本。前者は自閉症を「心の理論」障害であると主張するバロン＝コーエンが、後者は「中枢性統合」の障害であると考えるハッペが書いている。

『自閉っ子、こういう風にできてます！』　ニキリンコ、藤家寛子　花風社　2004年
『「こころ」の本質とは何か—統合失調症・自閉症・不登校のふしぎ』　滝川一廣　ちくま新書　2004年
『遊びを育てる—出会いと動きがひらく子どもの世界』　野村寿子　協同医書出版社　1999年
『あなたが育てる自閉症のことば　2歳からはじめる自閉症児の言語訓練—子どもの世界マップから生まれる伝え方の工夫』　藤原加奈江　診断と治療社　2005年

『〈S-S法〉によることばの遅れとコミュニケーション支援』倉井成子（編）明治図書出版　2006年

その他、自閉症療育に関して参考となる書籍。『自閉っ子――』は、自閉症者自らが感覚異常や独特の世界観について語るユニークな本。『「こころ」の本質とは何か』は、精神医学の視点から自閉症論の歴史について総括されている。自閉症とは関係性の発達障害であるという視点は本質を突いている。『遊びを育てる』は、主として肢体不自由児が対象だが、アフォーダンス知覚発達を療育の中心にすえるユニークな療育法について紹介されている。最後の二冊は自閉症児のコミュニケーションについての分かりやすい解説・実践書。

あとがき

本書は、自閉症という発達障害に対して、障害の本質を理解するためのモデルと、発達を促進するための療育法（児童の可能性を伸ばすための治療的な育成法）とを統合的に示そうとする一つの試みです。理解の基盤となっているモデルは、新しい認知心理学であるコネクショニズムとアフォーダンス理論です。療育法としては、行動療法的取り組みとTEACCHとPECSが中核となっています。これらは行動療法をのぞくと、いずれも比較的最近注目されるようになったアプローチです。

本書の主張を端的に述べてみますと、自閉症の障害の本質には、環境から情報を「抽出」する過程と、取り込んだ情報をふるい分け再構成して、新たな環境にも応用できるようにルール化する「一般化」の過程のアンバランスがあると考えています。つまり、情報抽出過程の相対的な亢進か、あるいは、一般化過程の相対的な低下のどちらか、あるいはまたその両方があると考えているのです。そしてそのため、広い意味での環境との相互作用に重大な障害が起きていると考えています。本書ではこれらを、大脳の処理モデルとも関連させて検討し、「一般化障害仮説」および「生態学的相互作用障害仮説」として提唱しました。そして、これらの仮説にそった具体的な療育の指針も提示しました。

本書で示した分野横断的な試みは、きわめて野心的なもので、本書での考え方の検討はまだ端緒についたばかりです。しかしごく近年、前述したようなさまざまな概念的な道具立てがそろってきたことによって機が熟し、自閉症について、理論的理解から療育法までをつなぐ統合的アプローチを試みることがやっと可能になったのだと言えると思います。

筆者のひとりである神谷は臨床心理士として、日頃クリニックや心理相談室などで臨床心理業務にたずさわっています。そうしたなかでこのところ痛感するのは、主に気持ちの葛藤の問題によるというよりも、その基盤にある認知的、社会的、情緒的な発達のバランスのあり方について考えざるをえないような事例に出会うことが非常に多くなったということです。これは私ひとりの印象にとどまりません。たとえば、臨床心理学関連の学会などで、発達障害をテーマにした研修セミナーが最近盛んに開催されるようになり、その多くで、受講希望者が多数殺到しているといった事態が起きています。

このように最近出会うことが多くなっている発達のバランスの問題について、これまで私は、自閉症や発達障害に関する従来のさまざまな理論やアプローチ法を参考にして、親御さんに説明したり子どもたちや青年たちに接したりしてきていました。ですが、自分たちがとっている臨床的アプローチが有効であるにしても、その理論的根拠が必ずしも十分でないという気持ちが抑えがたくありました。そのため臨床的アプローチが試行錯誤に頼る経験主義的なものになりやすいきらいがありました。もし採用している臨床アプローチが理論と結びつけば、個々のアプローチの位置づけがしやすくなり見通しを持って対応できるようになるだけでなく、さらにアプローチを発展させていったり整合性を持たせることが可能となるのではないかと思っていました。

そうしたところ藤居さんの自閉症への斬新な理論的アプローチに出会うことができたのです。藤居さんの仮説は私の抱えていた不全感をかなり払拭してくれるようだ、そして射程の広い有力な視点を新たに提供してくれた、そんな実感をおぼえました。こうした思いが核となり、本書を共同して出すにいたりました。本書が、自閉症児に関わっておられる臨床心理士や児童精神科医といった専門家だけでなく、毎日子どもたちが育つ過程に立ち会っておられ、子どもへの影響力も大きい、保育園・幼稚園・学校の先生方、そして親御さん方に、ひとつの指針として役立つことを心から願っています。

また、本書の出版には、新曜社編集部塩浦暲さん、津田敏之さんに多くを負っています。心より感謝します。

神谷栄治

２００７年４月19日

著者紹介

藤居　学（ふじい　まなぶ）

1970年生まれ。東京大学文学部心理学専修課程卒業。認定心理士。現在、外資系金融機関にて商品・戦略部門に所属。

妻と重度の精神遅滞を伴う自閉症の長女との３人家族。

2005年10月より、「そらパパ」のハンドルネームでブログ『お父さんの［そらまめ式］自閉症療育』（http://soramame-shiki.seesaa.net/）を開設し、科学としての心理学の視点から、家庭で容易に行なえる療育法について情報発信している。

神谷栄治（かみや　えいじ）

1965年生まれ。東京都立大学（現首都大学東京）大学院博士課程単位取得満期退学。臨床心理士。現在、中京大学心理学部准教授。

訳書に『パーソナリティ障害の診断と治療』創元社（共訳）、著書に『診断と見立て』培風館、『境界性パーソナリティ障害の精神療法』金剛出版（いずれも共著）などがある。

パーソナリティの発達の問題の見立てとその心理的支援を専門分野とし、研究・臨床活動や後進の教育に当たっている。

新曜社

自閉症

「からだ」と「せかい」をつなぐ新しい理解と療育

初版第１刷発行　2007年５月25日©

著　者　藤居　学（そらパパ）・神谷栄治

発行者　堀江　洪

発行所　株式会社 新曜社

〒101-0051 東京都千代田区神田神保町 2-10

電 話(03)3264-4973・FAX(03)3239-2958

e-mail　info@shin-yo-sha.co.jp

URL　http://www.shin-yo-sha.co.jp/

印刷　星野精版印刷　　Printed in Japan

製本　明光社

ISBN978-4-7885-1056-2 C1011